好心情
是一种选择

张睿 编著

中华工商联合出版社

图书在版编目(CIP)数据

好心情是一种选择 / 张睿编著. -- 北京：中华工
商联合出版社，2020.12

ISBN 978-7-5158-2940-1

Ⅰ.①好… Ⅱ.①张… Ⅲ.①心理健康－普及读物
Ⅳ.①R395.6-49

中国版本图书馆CIP数据核字（2020）第 226918 号

好心情是一种选择

编　　著：张　睿
出 品 人：刘　刚
责任编辑：关山美
装帧设计：北京任燕飞图文设计工作室
排版设计：水京方设计
责任审读：付德华
责任印制：陈德松
出版发行：中华工商联合出版社有限责任公司
印　　刷：三河市宏盛印务有限公司
版　　次：2023 年 9 月第 1 版
印　　次：2023 年 9 月第 1 次印刷
开　　本：710mm×1020mm　1/16
字　　数：200 千字
印　　张：14
书　　号：ISBN 978-7-5158-2940-1
定　　价：48.00 元

服务热线：010－58301130－0（前台）
销售热线：010－58302977（网店部）
　　　　　010－58302166（门店部）
　　　　　010－58302837（馆配部、新媒体部）
　　　　　010－58302813（团购部）
地址邮编：北京市西城区西环广场 A 座
　　　　　19－20 层，100044
http://www.chgslcbs.cn
投稿热线：010－58302907（总编室）
投稿邮箱：1621239583@qq.com

同样是进大观园，刘姥姥欣喜异常，林妹妹伤心不已。面对同样的江水，李后主浅吟低唱：问君能有几多愁，恰似一江春水向东流。苏东坡纵酒高歌：大江东去，浪淘尽，千古风流人物！

景无异，人有别。不同的人，有不同的心情。不同的心情，导致了人对外界不同的感受。

有的人，心如细瓷，极易破碎；有的人，心像丝绸，极易起褶。因为塞车，因为等人，因为短斤的秤或掉色的裙……心里就像装了一只苍蝇，茶不思饭不想觉不睡，见什么都不顺眼，听什么都不顺耳，做什么都不顺心。这种人一辈子与"不顺"做了邻居，他们人生的道路会遍布荆棘与冷漠。

有的人，心如阳光，散发温暖；有的人，心像大海，博大无边。面对责难也好，挫折也罢，他们总是面带笑容，心态平和。他们拥有好心情，这种心情能使自己的精神、体力、创造力保持最佳状态，同时也能感染他人，以赢得帮助。因此，他们人生的道路会拥有更多的鲜花和温暖。

心情的好坏，其实只是一种选择。你选择戴上乐观的眼镜，看到的世界会处处亮堂；你选择戴上悲观的眼镜，看到的世界将是一片灰色。作为现代人，如何选择自己的好心情？作家克里斯顿·D·拉尔森就是一位选择戴乐观眼镜的人，他在一首《答应自己》的小诗中，写了如何选择好心情的方法：

答应自己——

将如此坚强，任何东西也无法扰乱内心的静谧；

和见到的每一个人谈到的都是关于健康、幸福和舒畅；

让你所有的朋友都感到他们各有所长；

任何事物皆能窥见其光明的一面，使你的快乐信条处处应验；

只想令人愉快的事情，仅盼让人欣然的结局；

对别人的成功像对自己的成功，报以同样的欢呼；

忘却以往的过失，义无反顾地争取更大的建树；

将永远面带一种愉悦，向所遇到的每一个生灵送上一份可心的笑意；

将如此忙于完善自己，而无暇对他人吹毛求疵；

将豁达，不会忧郁；将高贵，不屑动气；将硬朗，不知畏惧；将快活，不容心存芥蒂。

第三章　怎样获得好心情

第四章　好心情激发斗志

第五章　爱情之酒因心情而变得醇香

第六章　好心情让家庭更和谐

第七章　好心情使人际关系更好

第八章　怎样改变坏心情

第九章　难得糊涂，学会放下

CHAPTER 01 　**第一章**

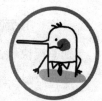

找到人生幸福快乐的宝藏

上帝把幸福与快乐的宝藏藏在人的心中，人却总是向外去寻找自己的幸福与快乐。

传说在天堂上的某一天，上帝和天使们召开了一个会议。上帝说："我要人类在付出一番努力之后才能找到幸福快乐，我们把人生幸福快乐的宝藏藏在什么地方比较好呢？"

有一位天使说："把它藏在高山上，这样人类肯定很难发现，非得付出很多努力不可。"

上帝听了摇摇头。

另一位天使说："把它藏在大海深处，人们一定发现不了。"

上帝听了还是摇摇头。

又有一位天使说："我看哪，还是把幸福快乐的宝藏藏在人类的心中比较好，因为人们总是向外去寻找自己的幸福快乐，而从来没有人会想到在自己身上去挖掘这幸福快乐的宝藏。"

上帝对这个答案非常满意。从此，这幸福快乐的宝藏就藏在了每个人的心中。

选择良心，让灵魂光洁如镜

卢梭小时候，家里很穷，为求生计，他只好到一个伯爵家去当小佣人。伯爵家的一个侍女有条漂亮的小丝带，很讨人喜爱。一天，卢梭趁没人的时候，从侍女床头拿走小丝带，跑到院里玩赏起来。

正在这时候，有个仆人从他身后走过，发现了卢梭手中的小丝带，立刻报告了伯爵。伯爵大为恼火，就把卢梭叫到身旁，厉声追问起来。卢梭紧张极了，心想，如果承认丝带是自己拿的，那他一定会被辞退，以后再找工作，可就更难了。他结巴了好大一会儿，最后竟撒了个谎，说丝带是小厨娘玛丽偷给他的。伯爵半信半疑，就让玛丽过来对质。善良、老实的小玛丽一听这事，顿时懵了，一边流泪，一边说："不是我，绝不是我！"可卢梭呢？却死死咬住了玛丽，并把事情的所谓"经过"编造得有鼻子有眼。

这下子，伯爵更恼火了，索性将卢梭和玛丽同时辞退了。当两人离开伯爵家时，一位长者意味深长地说："你们之中必有一个是无辜的，说谎的人一定会受到良心的惩罚！"

果然，这件事给卢梭带来了终身的痛苦。40年后，他在自传《忏悔录》中坦白说："这种沉重的负担一直压在我的良心上……促使我决心撰写这部忏悔录。""这种残酷的回忆，常常使我苦恼，在我苦恼得睡不着的时候，便看到这个可怜的姑娘前来谴责我的罪行……"

良心良心，一面是善良的心地，另一面就应该是"良好的心情"啊！一个人为人处世弃良心不顾，也就等于弃"良好的心情"不顾。

选择良心，不让它蒙上一丝灰尘，你的灵魂必定光洁如镜，心情必定安宁祥和。

良心在斥责我们之前，总会预先发出警告；如果我们无视这些警告，那报复将不可避免。

❧ 懂得欣赏自己

一个人要想拥有好心情，就要守住自己心中那片灿烂的阳光。这里所说的阳光就是指自己的尊严。曾经听过这样一句话：喜欢自己，就要学会善待自己、欣赏自己，使自己像阳光那样热情奔放，不可或缺，让自己的尊严高高飞扬，活出真自我。

如果你不明白，可以读一读安迪的故事。

安迪是一个天生丽质、秀外慧中的女孩，她之前在一家公司担任总经理秘书。

而现在，安迪却辞职到一家酒店餐饮部去工作，当了普通的服务员。这种落差让人惊诧。"你该知道的，我的上司是一个衣冠楚楚的人，但遗憾的是他也仅仅衣冠楚楚罢了。"安迪淡淡一笑，"所以我辞职的时候什么都没带走，我只要回了我自己。"

其实，安迪应该说，她只是捍卫了她做人的尊严，或者她守护了她理想中那片粲然的阳光。

安迪说她永远忘不了这个小故事：从前一个国王看见一个躺在马路上的

乞丐，这个国王一时恻隐心起，问那乞丐："你需要得到我的帮助吗？"那个衣衫褴褛、蓬头垢面的乞丐望了望国王，说："需要！请站到一边去，别挡住我的阳光。"

"所以，"安迪说，"一个自尊自强的人总会活出自己的风采。因为纵使身处逆境时他还有资格对别人说：别挡住我的阳光！"

只要精神之树不倒，每个人都可以是笑傲命运的富翁；只要自己心中有一方晴空，那么灿烂的阳光就会照耀大地。

人的一生，就像一趟旅行，沿途有数不尽的坎坷泥泞，但也有看不完的春花秋月。如果我们的一颗心总是被灰暗的风尘所覆盖，干涸了心泉、黯淡了目光、失去了生机、丧失了斗志，那我们的人生轨迹岂能美好？而如果我们能保持一种健康向上的心态，即使身处逆境，也一定会有"山重水复疑无路，柳暗花明又一村"的那一天。

学花木随性而开，随性而谢

人生在世，总不免有许多情感和情绪上的困扰。对一个多愁善感的人来说，人生真是痛苦多于欢乐，爱和恨都过于强烈，一点点刺激就激动不已。比如林黛玉，用情太深而愁肠百结，终于"香魂一缕随风散"了。如此人生，真不免让人又怜又怨。

倘若我们能控制住个人的情感，从自己的生活处境中拨云而出，对自己的生活与对他人的生活一样做理智地对待，那么生活岂不真实得多也轻松得多？当理想受挫时，倘若我们明白除了追求过程本身具有的意义外，人生的努力大多徒然，我们不就可以对失败安然一点地接受？当与家人失和，想远走高飞时，倘若我们明白"城里的人想冲出去，城外的人想冲进来"的道理，难道还会那么毅然？亲友故逝，虽不必像庄子那样"鼓盆而歌"，但若我们静观此事如观旁人身受，观自然变迁，岂不可以减少一点痛苦而节哀自重？深夜，你推开窗户看万家灯火，哪一盏灯下没有着自己的故事，自己的悲欢？街头忙碌的商贩、送快递的小哥，哪一个没有自己的追求、自己的渴望？在这无际的人群中，在这广阔的背景下，你能不觉得自己的悲观被淡化了一些？你能不对这人生抱有一种更为坦荡和豁达的态度？

多情的人生如酒神，于是酣醉于醇酒，酣醉于狂歌，苦痛是它的基本精神；静观的人生如日神，凭高普照，静观自得，泰然地将"变化"化为"存在"，将人生的缺陷化为在平静中被"观"的事实，由此而得解脱。

静观者是一个心绪平和、从容淡定，把自己仅当人群中一员的人；是一个举起镜子直照人生，显示人生本来面目的人；是一个既不一味悲观，也不盲目乐观，而更近于达观，善于将人生的苦闷忧痛化入一片平淡无奇的背景中，从而获得超脱与解放的人；是一个万事万物在他眼中各得其所、各呈其趣，一件琐碎的家务并不比一桩伟大的事业更少意义的人。他眼里的世界是正常的，心里的世界是和谐的，他"廓然而大公，物来而顺应"，以一种雍和的气度和成熟的智慧直面人生，从而拥有一份处变不惊的好心情。

人应该学学花木，随性而开，随性而谢。不管面对的是国王还是乞丐，都一视同仁，按照自己的节奏开花与凋零。

能量转换顺应四季

没有冬季的沉寂，就没有夏季的亮丽。

假使我们仔细察看和体验，会发现一个人的能量转换节奏和一年的四季相当吻合。

在冬季里，我们积蓄力量，霜雪可以洁净我们的心灵，严酷的低温可以磨砺我们心头的暴躁之气。在阳光普照的夏季，我们充满着热情和活力，对自己产生信心。

如果说季节也有性格，那夏季的性格就是光明、美丽、生趣洋溢。它让我们感觉身体注入一股蓬勃生气和活力，使我们内心翻腾激动不已，却又无法诉说是何种情感。

其实，这种感受从远古时代便存在。自从宇宙有了"时间"之后，四季的流转，就有牢不可破的韵律，不管在哪个时代，都能在人们的心头激起一种信念，以及神奇和崇敬的心怀。在夏季，绿草像柔软的毛毯，铺满大地；花儿都很守信，如期开放；鸟儿在拂晓时高声赞扬，在暮色朦胧时低声默祷。假使我们不能与自然界一样欢欣，一定是我们的心灵已经死寂。

身为现代人，我们应当记住：既然有如此辉煌的夏季，必会有沉寂的冬季。到了冬天，雨雪霏霏，寒风刺骨，树枝光秃，遍地枯黄，百花凋零……这些都是再自然不过的循环。

在冬季里，自然并没有死寂，只是沉睡而已。就在自然界的睡梦中，万物其实正计划着夏季该表现的各种形象和生命之美。

冬季并非死寂，并非毫无生气，因为冬季里仍有生命的脉动，酝酿着下一个生机。辉煌的夏季就是在这样严酷的时机中孕育出来的。

夏季彰显了冬季的价值，充实了冬季的内蕴，证明冬季的一切苦难都不是毫无价值的忍耐与等待。人的一生也是如此，交织着光明和阴暗，喜乐和痛苦，如果没有冬季的沉寂，就显现不出夏季的亮丽。

做人做事不必太刻意

人本是人，不必刻意去做人；世本是世，无须精心处世，这便是真正的做人与处世了。

人生有三重境界：看山是山，看水是水；看山不是山，看水不是水；看山还是山，看水还是水。

这就是说一个人的人生之初纯洁无瑕，初识世界，一切都是新鲜的，眼睛看见什么就是什么，人家告诉他这是山，他就认识了山；告诉他这是水，他就认识了水。

随着年龄渐长，经历的世事渐多，看世界的眼光也有了变化。进入这个阶段，人可能是激情的、不平的、忧虑的、疑问的、警惕的、复杂的，不愿意再轻易地相信什么。在这个时候看山也感慨，看水也叹息，借古讽今，指桑骂槐。山不再是单纯的山，水也不再是单纯的水。其实，一切的一切都是人的主观意志的载体，所谓好风凭借力，送我上青云。倘若留在人生的这一阶段，那就苦了这条性命了。人就会这山望着那山高，不停地攀登，争强好胜，与人比较，绞尽脑汁，永无满足的一天。人外有人，天外有天。而人的生命是短暂的、有限的，哪里能够去与永恒和无限计较呢？

许多人到了人生的第二重境界就到了人生的终点。追求一生，劳碌一生，心高气傲一生，最后发现自己并没有达到自己的理想，于是抱恨终生。但是有一些人通过自己的修炼，终于把自己提升到了第三重人生境界，从而茅塞顿开，回归自然。人在这时候便会专心致志做自己应该做的事情，不与旁人计较。任你红尘滚滚，自有清风朗月。面对芜杂世俗之事，一笑了之，了了有何不了。这个时候的人看山又是山，看水又是水了。

虽然，每个人的人生际遇不尽相同，但命运对每一个人都是公平的。因为窗外有土也有星，就看你能不能磨砺一颗坚强的心，一双智慧的眼，透过岁月的风尘寻觅到辉煌灿烂的星星。先不要说生活怎样对待你，而是应该问一问，你怎样对待生活。

❦ 幸福是一种心灵感觉

幸福是一种心灵感觉，它沉淀在每个人的内心深处。

生活中，或许你没有丰富的物质与名利，但只要你拥有一份好的心情，那么你就是幸福的。当你用乐观的心态对待生活的时候，幸福就会像影子一样出现在你的身旁。

人生一世，每个人都希望自己能够快快乐乐、开开心心地过一辈子。每个人对幸福的理解各不相同，但渴望拥有幸福的愿望却是共同的。有的人认为幸福是考上理想的学校，有的人认为幸福是找到一个知心爱人，有的人认为幸福是儿女们常回家看看……其实，幸福是一种心灵感觉，是享受生活中那份自然和恬淡，是萃取点滴快乐之后的满足。

且听我讲一个真实的故事：

在一个夏日雨后的黄昏，我用自行车带着儿子上街，行人不多，街面低凹处还存着一洼一洼的雨水。

从迎宾路向南城河边一拐，沿河堤向南是进入城区的一道斜坡路面，自行车快速地滑翔而下，湿润清凉的风迎面而来，只听身后的儿子喊道：

"啊！妈妈，我好幸福啊！"

听了这声喊，我先是一怔，而后便开心地大笑起来。幸福！是啊，幸福！记得有位名人说过：人类一切追求的最终目的，就是为了获取幸福。世上不知有多少男男女女苦苦追寻，甚至不惜以生命作代价。然而大多数得到的往往不是幸福，而是苦痛和失望。幸福是一个魔洞。金钱可以让你富，权势可以使你贵。然而，金钱和权势都不是打开幸福这个魔洞的钥匙。所以富贵也就不能等同于幸福了。

然而，幸福却又是轻易可得的，我的儿子就是在我的自行车短暂快速的滑翔中，在那一缕清风中，伸开双臂抱住了幸福的脖颈。

那么，幸福到底是什么呢？

其实，幸福什么也不是，幸福只是一种感觉。同样，一朵红花在不同的心灵中会引发不同的感受。只有心地无私和知足常乐者才会时时看到幸福在向他招手微笑。只有觉悟了人生真谛的智者才能在生活中时常满足和舒畅，贪婪者永远被关在幸福之门的外面。

杜甫在《狂失》中说："万里桥西一草堂，百花潭水即沧浪。"杜牧也在他的《不寝》中说："莫贪名和利，名利是身仇。"诗人们告诉我们：名利是贪不得的，身居草堂也一样清心明志，可获取人生的真情趣。

俗话说知足者常乐。知足者，身贫而心富；不知足者，身富而心贫。所以知足的人才是世界上最富有的人，也是最幸福的人。也许这种观点有些消极，会让人不思进取。其实这是完全不同的两回事，对此也没有争辩的必要，所以李白才有诗曰："笑而不答心自闲。"

我们经常看到一些普通人，他们虽然不富有，也没有权利和地位，更没有华丽的衣裳，每天骑着自行车上下班，但是他们悠闲地吹着口哨，哼着小调儿，日子过得平平安安，踏踏实实。我们能说他们的人生不美满，生活不幸福吗？

有一个富翁，什么都有，却总是闷闷不乐，总觉得还少些什么。一天，他经过集市，看见一个衣衫褴褛的乞丐，便很轻蔑地向他扔了一枚小钱，并调侃说："像你这样一无所有地活着有什么意思？"

"大人，我虽然没钱没势，可我有一样您没有的宝贝。"

"你有什么宝贝？我可以出高价向你买，快说，快说！"

"只怕您买不起。"

"笑话！我不信天下还有我买不起的东西。"

"这样东西不能卖，因为它是一种感觉——幸福！"

所以说，幸福其实很容易，也很简单，幸福只是一种内在的心灵感觉。只要用心去体验，去感悟，幸福便会在心底油然而生。

当我们饥肠辘辘时，得到一片面包，就是幸福；当我们陷入迷茫时，一个路标的出现，就是幸福；当我们伤心泪落时，一声安慰的话语，就是幸福……

从前，一个年轻的王子整天生活在王宫里，他觉得生活很寂寞，很单调，没有幸福。王子听管家说，幸福是一只很会唱歌的青鸟，如果能找到它，并把它放进一个黄金做的笼子里，就可以得到想要的幸福。于是，王子决定去寻找这只青鸟。虽然国王和王后苦苦挽留，但王子还是执意离开王宫，去寻找他想要的幸福。

一路上，王子抓到过很多会唱歌的青鸟，但这些青鸟放进黄金笼子就都死了。王子知道，这些一定不是他想要寻找的幸福。当王子找了许多年，已不再年轻时，他决定回去看望父母。等他回家后，才发现早已物是人非，父母因为过度悲伤和思念已离开了人世，王国的百姓因为没有了国王的治理也都离开了王国。

后来，王子在荒凉的街头遇见了王宫的老仆人。老仆人从破旧的口袋里掏出了一样东西交给了王子，并让他好好珍藏，因为那是国王和王后留给他的。王子把东西拿在手里，才发现那是小时候父亲为他雕的一只木黄莺。刹那间，所有的回忆都在他脑中涌现，王子把这只木黄莺紧紧地抱在怀中悲伤地哭了，因为这使他想起当年在王宫里度过的幸福时光。哭着哭着，王子突然感到怀里的木鸟动了，而且叫出了声音。木鸟变成了一只青鸟。直到这时，王子才明白，幸福一直就在自己身边，只是自己身在福中不知福。

幸福是一种心情，人之幸福，全在于心之幸福。自知，就是要知道自己，了解自己。自知，才能知道自己的幸福所在；自知，才能拥抱每一个幸福。或许你没有丰富的物质与显赫的名利，但只要你拥有美好的心情，那么你就是幸福的。

乐观与悲观的区别

有一对双胞胎，外表酷似，禀性却迥然不同。

若一个觉得太热，另一个会觉得太冷。若一个说音乐很好听，另一个则会说像鬼哭狼嚎。

一个是极端的乐观主义者，而另一个则是不可救药的悲观主义者。

为了试探儿子们的反应，父亲在他们生日那天，在悲观儿子的房间里堆满了各种新奇的玩具及电子游戏机，而乐观儿子的房间里则堆满了马粪。

晚上，父亲走过悲观儿子的房间，发现他正坐在一大堆新玩具中间伤心地哭泣。

"儿子啊，你为什么哭呢？"父亲问道。

"因为我的朋友们都会妒忌我，我还要读那么多的使用说明才能够玩。另外，这些玩具总是不停地要换电池，而且最后全都会坏掉的！"

走过乐观儿子的房间，父亲发现他正在马粪堆里快活地手舞足蹈。

"咦，你高兴什么呢？"父亲问道。

这位乐观的儿子答道："我能不高兴吗？附近肯定有一匹小马！"

人活在世上总会遇到各种各样的事情，或忧或喜。但最重要的是当个人的生理需要与客观事物发生矛盾冲突而产生种种恶劣情绪时，如果能通过认知活动，及时调整好自己的情绪，对自己的身心健康乃至处理好各种事情是大有裨益的。

有一个国王想从两个儿子中选择一个作为王位继承人，就给了他们每人一枚金币，让他们骑马到远处的一个小镇上，随便购买一件东西。而在这之前，国王命人偷偷地把他们的衣兜剪了一个洞。中午，兄弟俩回来了，大儿子闷闷不乐，小儿子却兴高采烈。国王先问大儿子发生了什么事，大儿子沮丧地说："金币丢了！"国王又问小儿子为什么兴高采烈，小儿子说他用那枚金币买到了一笔无形的财富，足以让他受益一辈子，这个财富就是一个很好的教训：在把贵重的东西放进衣袋之前，要先检查一下衣兜有没有洞。

同样是丢失了金币，悲观者用它换来了烦恼，乐观者却用它买来了教训。乐观者与悲观者的差别是很有趣的：乐观者在每次危难中都看到了机会，而悲观者在每个机会中都看到了危难。

苏联作家巴乌斯托夫斯基讲述过，在某处的海岛上，渔夫们在一块巨大的圆花岗石上刻上了一行题词——纪念所有死在海上和将要死在海上的人们。这题词使巴乌斯托夫斯基感到忧伤。而另一位作家却认为这是一行非常雄壮的题词，他是这样理解那句题词的：纪念那些征服了大海和即将征服大海的人。

悲观者的眼光总是专注在不可能做到的事情上，到最后他们只看到了什么是没有可能的。乐观者所想的都是可能做到的事情，由于把注意力集中在可能做到的事情上，所以往往能够心想事成。

往上看，不要往下看。往外面看，不要老是往自己里面看。

❧ 好好享受每一个今天

一个春日的下午，李娟决定到郊外的森林里走走，让自己沉浸于大自然之中，享受一下和煦春风中的花香。可是到了森林里，她好像失落了什么东西，她的思绪开始游荡不定。她想起了家里要做的各种事情：孩子们快要放学了，还要去买菜，房间还没打扫，家里现在不知怎么样了？想着自己离开郊外森林之后要做的种种家务，时光就这样在焦虑和担忧中流逝了。她既没有享受到美好的自然环境，她的思虑也没给将要做的事情带来任何帮助。

罗林是一位中学生，放学后父母让他赶紧阅读课文。其实，罗林此时并不想学习，他心里惦着电视上的火箭队今年季后赛能否赢了第七场，于是他只好强迫自己读下去。过了很久，他发现自己才读了三页，脑子也总是走神，而且也完全不知道自己在读些什么，他似乎只是在参加一个阅读仪式。

有一位终其一生都在担忧后悔的女士，在她50岁时，丈夫突然患脑干梗塞被送进了医院急救。最初的日子里，她整天所想的就是以往她因为各种各样的担忧和丈夫吵架的事，后悔自己气头上说过的每一句话和做过的每一件事。当丈夫陷入深度昏迷后，她又开始为以后的孤独日子担忧，不知该如何处理丈夫的用品，不知自己是否还会再拥有家庭。后来，她的丈夫去世了，她又开始后悔没有趁丈夫清醒时再多和他说几句话，问问他还有些什么愿望和要求；没有在丈夫昏迷时多在他身边呼唤他，也许亲人的呼唤会使丈夫的生命焕发出奇迹。过了许多年，她也去世了，她的儿子回忆说，"在我母亲的一生中没有一个真正的今天。"

"年年是好年，日日是好日"，这句话说的是，人在一生当中，要全力以赴，持之以恒，坚持不懈，同时也要能无所偏执，实事求是，坦然面对人生，不可为一时的利害得失而处心积虑，到处钻营。面对人生的起伏，重要的是化新的一年为美好的一年，化新的一天为美好的一天。

每天当我们结束工作时，就应当把成为以往的事情忘记，因为过去的光阴不能再追回来。虽然我们难保一天所做不会有错误或蠢事，但是事情已经过去，一味地追悔只能贻误迎接明天的到来，而成为下一个令人追悔的蠢事。今天就握在我们手中，这是一个新日子，它好像人生日记本里的空白一页，任由我们去写。我们所要做的就是燃起生命的热情，激发心中的希望，倾注全力做好每一件事，享受每一个今天。

在实际生活中，否定今天和现时的表现是多种多样的。他们不能集中在新的今天上，总是为着不存在的东西而放弃了眼前的生活，结果永远都不能真正拥有一个实实在在的享受生命的过程。

❧ 有限的需求，无限的欲望

从某种意义上说，金钱几乎能购买人类社会中的所有物质东西。但细心来探讨一下，金钱所能买到的物质或享受又是极其有限的。金钱不能满足人生的一切，尤其是对于人的精神生活，金钱只是无数工具中的一个。

在日常生活中，除了物质享受外，金钱并不能给我们带来真正的爱情、友谊、生命以及内心的愉快和心灵的满足，而这些精神生活才是快乐的泉源。没有精神的快乐，任何物质本身都不能给人带来满足和快乐。可有些人不这么看，以为金钱是万能的。但当他们处心积虑千方百计获得金钱后，却招来了很多烦恼，积聚越多，负担越重。然后，才恍然大悟，认识到金钱并非万能的。但往往这些人在自己几乎耗费了整个人生后才意识到这一点，此时他只能带着遗憾和用生命换来的教训撒手人寰。实际上，当人把金钱看作万能时，无形之中也使自己变成了金钱的奴隶。原本希望有钱后可买到更多的自由，却在一开始就把自己卖身到金钱的奴役中，所以无论怎样努力，到头来也就根本没有内心的愉快。

凡是用金钱买得到的东西，都是平凡而容易获得的，唯独金钱买不到的东西，才是珍贵而有价值的。以下所列的是真正有价值而金钱买不到的东西：

（1）健康的生命；

（2）真正的爱情；

（3）纯洁的友谊；

（4）内心的平安；

（5）家庭的幸福；

（6）智慧聪明；

（7）身心愉快；

（8）满足；

（9）……

所以，金钱的力量是相当有限的。当我们缺乏它的时候，便觉得它重要，但当需要达到满足时，如衣食住行的问题解决后，金钱的威力就愈来愈小了。比如，水是我们最重要的东西，当我们急切需要的时候，它如甘露般的珍贵，在沙漠里的水比黄金还有价值，所谓渴时一滴如甘露。可是一旦水源充足，满足了对水的基本需求时，那么，我们对水的需求便不觉得迫切了。因为，人的身体对水的需求是个一定的量，并非无限的需求。人对金钱的需求也是如此，我们并不需要无限多的金钱，那种所谓的对金钱的无限需求，只是人的精神无限需求的一种错位而已。这种错位，扭曲我们的人性，破坏我们的心情。

心灵一旦为奢望所侵蚀，人就无法摆脱烦恼。只有扑灭奢望之火，心灵才会在宁静与平和中得到安详与快乐。

不要忽略身边的幸福

一匹可敬的老马失去了老伴，身边只有唯一的儿子和自己在一起生活。老马十分疼爱儿子，把他带到一片草地上去抚养，那里有流水，有花朵，还有诱人的绿荫。总之，那里具有幸福生活所需的一切。

但小马驹根本不把这种幸福的生活放在眼里，每天滥啃三叶草，在鲜花遍地的原野上浪费时光，毫无目的地东奔西跑，没有必要地沐浴洗澡，没感到疲劳就睡大觉。

这匹又懒又胖的小马驹对这样的生活逐渐厌烦了，对这片美丽的草地也产生了反感。它对父亲说："近来我的身体不舒服。这片草地不卫生，伤害了我；这些三叶草没有香味；这里的水中带有泥沙；我们在这里呼吸的空气刺激了我的肺。一句话，除非我们离开这儿，不然我就要死了。"

"我亲爱的儿子，既然这有关你的生命，"老马答道，"那我们就马上离开这儿。"说完，父子俩立刻出发去寻找一个新家。

小马驹听说出去旅行，高兴得嘶叫起来，而老马却不那么快乐，只是安详地走着，在前面领路。他让小马驹爬上陡峭而荒芜的高山，那山上没有牧草，就连可以充饥的东西也没有一点儿。

天快黑了，他们仍然没有找到牧草，父子俩只好空着肚子睡觉。第二天，它们几乎饿得筋疲力尽了，只吃到了一些带刺的小叶片，但他们心里已十分满意。小马驹不再奔跑了，他跑不动了。又过了两天，它几乎迈了前腿就拖不动后腿了。

老马心想，现在给小马驹的教训已经足够了，就趁黑把儿子偷偷带回原来的草地。小马驹一发现嫩草，就急忙吃起来。

"啊！这是多么绝妙的美味啊！多么好的绿草呀！"小马驹高兴地跳了起来，"哪儿来的这么甜这么嫩的东西？父亲，我们不要再往前去找了，也别回老家去了——让我们永远留在这个可爱的地方吧，我们就在这里安家吧，哪个地方能跟这里相比呀！"

小马驹这样说，而老马也答应了他的请求。天亮了，小马驹突然认出了这个地方原来就是几天前他们离开的那片草地。他垂下了眼睛，非常羞愧。

老马温和地对小马驹说："我亲爱的孩子，要记住这句格言：幸福其实就在你的眼前。"

熟悉的地方没风景。太多的美好与幸福，往往令沉浸在其中的人们觉察不到。曾经看过一幅名为"福在哪里"的漫画，画上画着一个大大的"福"字，一个人站在"福"字的"口"中向外张望，问："福在哪里？"福在哪里呢？他真是身在福中不知福啊。

为什么一定要等到所爱的人离去，才会想起他（她）的美好？为什么一定要父母驾鹤西行，才会想起他们的慈爱？静下心来，好好体会一下那些如空气般环绕在你周围却被你忽略的幸福吧！

❧ 有一种幸福叫知足

人生，不是你走了多长路，就能体悟到多少幸福。而是你能否从经历的人生中去领悟，进而改变自己的心态，去创造一条通往幸福的途径，使自己更亲近幸福，拥抱幸福。一旦认定这个方向，你自会在任何时候，都能保持一种平和的心境，不会因外界而影响自己内心的安宁。这样，你离幸福就近了，离烦恼就远了。

说到底，幸福的方向，其实就是趋向内心的安宁，获取心灵的宁静与从容。其实，每个人都拥有这种创造幸福的能力。只是，看你能不能卸下那些沉重的压迫心灵的顽石。

幸福是知足。在人生的道路上，人要有所追求，也要有所满足，知足常乐。只要自己感到满足，感到快乐，不以物使，不为物役，就是一个幸福的人。

幸福从来不在于你拥有什么，而是要用自己的能力去努力创造，用心感受。

富兰克林·D·罗斯福说："幸福来自成就感，来自富有创造力的工作。"当你开始有创造力地做某项工作时，你就会找到快乐，感受幸福。因此，幸福是一种创造，一种能力。

有两个和尚分别住在相邻的两座山上的庙里。两座山之间的山脚下有一条小溪，溪水清澈见底，甘甜宜人。这两个和尚每天都要下山去溪边挑水，久而久之，他们便成了朋友。

就这样，时间在每天挑水中不知不觉地过去了五年。突然有一天，左边山上的和尚没有下山挑水，右边山上的和尚心想："他大概睡过头了，便没有在意。"

哪知第二天，左边山上的和尚还是没有下山来挑水，第三天也一样，过了一个星期，还是一样。直到过了一个月，右边山上的和尚终于忍不住了。他心想："我的朋友可能生病了，我要去拜访他，看看能帮上什么忙。"于是，他爬上了左边那座山，去探望他的朋友。等他到达山庙，看到他的朋友之后，大吃一惊。原来，他的朋友正在庙前打太极拳，一点也不像一个没有水喝的人。

他充满好奇地问："你已经一个月没有下山挑水了，难道你不喝水吗？"

左边山上的和尚说："来来来，我带你去看看。"于是，他带着右边山上的和尚走到庙的后院，指着一口井说："这五年来，我每天做完功课后，都会抽空挖这口井。即使有时很忙，但能挖多少算多少。如今，我终于挖出了井水，再也不必下山去挑水了。我可以有更多的时间，练我喜欢的太极拳。"

看完这个故事，我们都会为挖井的这个和尚叫好，他通过自己的努力创造了奇迹，再也不用天天下山挑水喝了，也就有了更多的时间去感受幸福的生活。是啊，如果对眼下的处境不满，那就用自己的能力去创造、去改变，就像挖一口井，无论挖多深，只要每天都坚持去挖，终会有奇迹出现。

的确，幸福是一种能力，一种创造。生活对于每个人来说都是平等的，上天不会偏爱任何一个人。但人世间有人会感到幸福，而有人却感到不幸，那是因为幸福是一种能力，是感谢生命赐予和现有生活的能力；是感受快乐，抵制不良情绪的能力；是不断反省自己，完善自我的能力；是一种调节身心平衡，调节人与社会平衡的能力。幸福是一种创造，创造属于自己的一片天空。

海伦是一个孤儿，很小的时候被父母抛弃。长大以后草率地结婚，几年后，匆忙建立起来的家庭又破裂了，她不得不一个人承担抚养两个孩子的责任。她虽然已经找到了一份工作，但微薄的工资难以维持一家人的生计。她整天忧心忡忡，愁容满面，开始为将来的命运担忧。她一遍又一遍地问自己："难道今生就只能做一个受苦受累的人吗？难道就只能做一个含辛茹苦地拉扯孩子，斤斤计较每一分钱的人吗？难道自己的命运就不能自己掌握，要依靠上天去安排吗？""不！"海伦在心底发出呐喊："我一定要坚强起来，振作起来，我相信，我有能力改变自己的生活，有能力创造自己的未来。"于是，她走进夜校大门去进修会计，很快就找到一份收入丰厚的工作。

之后，海伦发现自己对家庭装饰十分感兴趣，她毅然决然地辞去了会计工作，做起了家装设计。她把活动室设在了自己家中，把家里布置得很漂亮，并且经常举行各种聚会，通过聚会向在场的人展示自己的作品。无疑，此举获得了成功。

不久，她成立了一个日用百货进出口公司，经营没多久，效益就非常好，但她并没有因此而满足。紧跟着她又创建了家庭装潢公司，从此把自己投入到激烈的竞争中。坚强自信的她能够从容地面对一切困难，由于经历过苦难，所以现在的任何艰难困苦都不会将她击败，反而会使她更加坚强。

海伦成功了，许多社团组织都请她去演讲，为大家传授成功的秘诀。回顾海伦成功的原因，正如她说的："我有能力改变自己的世界，有能力创造自己的未来。"海伦的成功恰恰说明，幸福是一种能力与创造。

每个人的幸福都不同，所以幸福学不来；每个人获得幸福的能力也不同，所以幸福急不来。只是，手边事，眼前人，温暖的眼神，执着的快乐，宽容的灵魂，就是幸福最初的模样；如果放弃了，离开了，冰冷了，消失了，沉沦了，我们的幸福也就不复存在了。

幸福是一种能力与创造，是我们对人生的把握。生活中的甘苦和喜忧，需要我们自己承担；生活中坎坷的道路，需要我们自己去踏平。坚强地面对一切，人生将会更加幸福。

珍惜眼前，珍惜当下

再过两天克姆普就30岁了。但他却不安于踏入生命中的这个新十年，因为他担心他最美好的时光即将不再。

每天上班前去健身房做一下运动是克姆普的习惯之一，而每天早上克姆普也总能在那儿见到他的朋友尼古拉斯。尼古拉斯是一个已经79岁，但却十分矫健的老头。在这个有些特别的日子，当克姆普和尼古拉斯打招呼时，尼古拉斯注意到了克姆普没有像往日那样精神，就问克姆普是否出了什么事。克姆普告诉了尼古拉斯他对进入30岁感到的困惑，因为克姆普很想知道当自己到尼古拉斯这个年纪时又将怎样回顾自己的生命历程。于是克姆普便问："什么时候是您生命中最美好的时光呢？"

尼古拉斯毫不犹豫地回答道："当我在奥地利还是孩子时，一切都被照料得很好，并在父母的细心呵护中长大，那是我生命中最美好的时光。

"当我进入学校学习我今天所了解的知识时，那是我生命中最美好的时光。

"当我获得第一份工作，重任在肩，拿到我努力所得的报酬时，那是我生命中最美好的时光。

"当我遇到了我的妻子而坠入爱河时，那是我生命中最美好的时光。

"战争爆发了，为了生存我和妻子不得不离开奥地利。当我们一起安全地坐上了开往北美的轮船时，那是我生命中最美好的时光。

"当我们来到加拿大共同创建我们的新家时，那是我生命中最美好的时光。

"当我成为父亲，看着我的孩子们成长时，那是我生命中最美好的时光。

"现在，克姆普，我79岁了，身体健康，感觉良好，而且依然深爱着我的妻子。所以，现在就是我生命中最美好的时光。"

"现在就是我生命中最美好的时光！"这其实就是要"活在当下"。

快乐没有明天，也没有昨天，它不怀念过去，也不向往未来，它只有现在。

CHAPTER 02　第二章

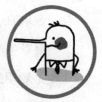

选择好心情，拥抱自己的幸福

有一天，一个朋友慌慌张张地跑来对作家爱默生说："预言家说，世界末日就在今晚！"

爱默生望着他，平静地回答："不管世界变成如何，我依旧照自己的方式过日子。"

爱默生的回答十分耐人寻味，这是面对动荡不羁的人生最聪明的一种办法，如果大家都抱着这样的生活哲学过日子，便能得到真正的快乐。

爱默生的生活态度，说明在世上想要享受真正的生活，一定不要存得失之心，否则我们就会被患得患失的焦虑所笼罩，感到人生只有狂风暴雨而无风和日丽的美好时光。

就像某位哲人所说的："我们不需要恐惧死亡，因为事实上我们永远不会碰到它。只要我们还在这儿，它就不会发生；当它发生时，我们就不在这儿了，所以恐惧死亡是没有意义的。"

如果连死都不用怕，那你还怕什么？

会发生的终究会发生，该来的总是会来，一个下雨的早晨，即使再多的公鸡也叫不出太阳。与其呐喊，抱怨老天，何不来个雨中漫步，给自己一份悠闲与浪漫？

人是伟大的，也是渺小的。人可以改变一些事物，但对大的命运却无能为力，譬如星球的爆炸，譬如火山的喷发，譬如地震。当无可避免的灾难来临时，与其绝望和疯狂，不如平平静静地面对，拥抱幸福，哪怕是最后一秒。

威廉·弗德说："舒畅的心情是自己给予的，不要天真地奢望别人的赏赐；舒畅的心情是自己创造的，不要可怜地乞求别人的施舍。"如果自己的愉悦完全掌握在别人手里，那么几乎没有人会感到幸福。我的心情，我做主！

🌱 保持幸福的习惯

一天清晨，在一列老式火车的卧铺车厢中。有五个男士正挤在洗手间里洗脸。经过了一夜的休息，隔日清晨通常会有不少人在这个狭窄的地方做一番漱洗。此时的人们多半神情漠然，彼此间也不交谈。

就在此刻，突然有一个面带微笑的男人走了进来，他愉快地向大家道早安，但是却没有人理会他的招呼。之后，当他准备开始刮胡子时，竟然自若地哼起歌来，神情显得十分愉快。他的这番举止令一些人感到极度不悦。于是有人冷冷地、带着讽刺的口吻对这个男人问道："喂！你好像很得意的样子，怎么回事呢？"

"是的，你说得没错。"男人如此回答着："正如你所说的，我是很得意，我真的觉得很愉快。"然后，他又说道："我是把使自己觉得幸福这件事，当成一种习惯罢了。"

后来，在洗手间内所有的人都把"我是把使自己觉得幸福这件事，当成一种习惯罢了"这句深富意义的话牢牢地记在了心中。

事实上，这句话确实具有深刻的哲理。不论是幸运或不幸的事，人们心中习惯性的想法往往占有决定性的影响地位。有一位名人说："心情阴霾的人的日子都是愁苦，心情欢畅者则常享丰筵。"这段话的意义是告诫世人设法培养愉快之心，并把幸福当成一种习惯，那么，生活将成为一连串的欢宴。

一般而言，习惯是生活的累积，是能够刻意造成的，因此人人都能掌握创造幸福的力量。

养成幸福的习惯，主要是凭借思考的力量。首先，你必须拟订一份有关幸福想法的清单，然后，每天不停地思考这些想法。其间若有不幸的想法进入你的心中，你得立即停止，并将之设法摒除掉，尤其必须以幸福的想法取而代之。此外，在每天早晨下床之前，不妨先在床上舒畅地想着，然后静静地把有关幸福的一切想法在脑海中重复思考一遍，同时在脑中描绘出一幅今天可能会遇到的幸福蓝图。如此一来，不论你面临什么事，这种想法都将对你产生积极的效用，帮助你面对任何事，甚至能够将困难与不幸转为幸福。相反，倘若你一再对自己说："事情是不会进行得顺利的。"那么，你便是在制造自己的不幸，而所有关于"不幸"的形成因素，不论大小都将围绕着你。

因此，每一天都保持着幸福的习惯，是件相当重要的事。

心情阴霾的人日子都是愁苦，心情欢畅者则常享丰筵。

寻找生活中的美

一群喜好喝茶的老人，闲来无事，定期相聚品茗话家常。大家的乐趣之一，是找出各式各样昂贵的好茶，以满足口欲。

某次，轮到最年长的一位做东，他以隆重的茶道接待大家，茶叶是从一个高级昂贵的金色容器中取出来的，放在一只只价值非凡的杯子里，橙黄的茶水倒入其中，如同金液般美丽。人人对当天的茶赞不绝口，并要求其公开调配的秘方。

长者悠然自得地应道："各位茶友，你们如此赞赏的茶，是我刚刚从杂货店买来的，就是最普通、最便宜的茶叶。生活中最好的东西，是既不昂贵，也不难获得的。"

罗丹说："美是到处都有的，对于我们的眼睛，不是缺少美，而是缺少发现。"

历史学家维尔·杜兰特希望在知识中寻找快乐，却只找到幻灭；他在旅行中寻找快乐，却只找到疲倦；他在财富中寻找快乐，却只找到纷乱忧虑；他在写作中寻找快乐，却只找到身心疲惫。有一天，他看见一个女人坐在车里等人，怀中抱着一个熟睡的婴儿。一个男人从火车上走下来，走到那对母子身边，温柔地亲吻女人和她怀中的婴儿，小心翼翼地不敢惊醒小婴儿。然后，这一家人开车走了，留下杜兰特深思地望着他们离去的方向。他猛然惊觉，快乐其实很简单，日常生活的一点一滴都蕴藏着快乐。

我们大多数人一生中不见得有机会可以赢得大奖，不过我们都有机会得到生活的小奖。每一个人都有机会得到一个拥抱、一个亲吻，或者只是一个就在大门口的停车位！生活中到处都有小小的喜悦，也许只是一杯冰茶、一碗热汤，或是一轮美丽的落日。更大一点的单纯乐趣也不是没有，生而自由的喜悦就够我们感激一生。这许许多多点点滴滴都值得我们细细品味。也就是这些小小的快乐，让我们的生命更可亲，更可眷恋。

心灵澄澈才会灵动，因灵动而产生轻松、美妙的韵律，这是一种奇特的透射能量，能穿越光怪陆离的霓虹与灯红酒绿，穿越红尘沉浮与大悲大喜，化解喧嚣于无形之中。放飞心灵的自由，我们才能在轻松的心境下收获更多。

用平常心对待幸福

人一生下来，就要追求幸福。也可以说，幸福是一种普通的、共性的概念。而且幸福大多是相似的，而不幸各有不同。

人类社会的进步与变化，固然需要英雄与伟人，但更多的是需要平凡而普通的人。比如一块砖，看似不起眼，但是任何一座摩天大楼都是一块块普通而又平凡的砖建成的。因此，平凡就是一种幸福。

做一个平凡的人，可以享受劳动和工作的快乐，用自己的双手创造美好生活，是平凡人的乐趣，也是平凡人的幸福。

平凡的岁月，平凡的生活，平凡的幸福，需要一颗平常心。

心理学家说：幸福与心态的积极与否密切相关。如果一个人决心获得幸福，那么就能得到幸福。而心态消极的人不仅不会吸引幸福，相反还会排斥幸福，即使幸福悄然降临到他身边，他也毫无察觉，从而与幸福失之交臂。

人生在世，谁都希望生活得幸福快乐，快乐的人生是一次成功的旅行，拥有快乐的心情会感到活着是美好的、幸福的。而真正幸福美满的人生不是过得如何舒适，活得如何安逸，而是要活得心安理得，快乐充实，在平凡的生活和工作中充分地将生命的价值发挥出来。

克里姆林宫有一位尽职尽责的老清洁工，她说："我的工作和总统差不多，总统是在收拾俄罗斯，我是在收拾克里姆林宫，都需要每天做好自己该做的事。"她说得那么轻松怡然。

生活中的我们也都在忙碌的"收拾"中平凡地活着。往大处说，是单位的事，工作上的事；往小处说，是家里的事，柴米油盐忙不完的事。平凡生活中的杂乱无章，是我们一生都"收拾"不完的，有的甚至到生命结束，还要留下遗嘱，让后人们继续"收拾"下去。

克里姆林宫的老清洁工在那些官员面前，是地位低下、平凡的平头百姓，可是她并不自卑，而且还幽默地把自己的工作与总统的工作相提并论，足见其心胸的豁达和坦荡。世事沧桑，难道老清洁工在那种特殊的场合就一点感慨也没有吗？答案是否定的。只是她能透过表面，看到问题的本质，悟出人生的真谛。更重要的是，她在自己平凡的生活和工作中深深地感受着人生的幸福与美好。居庙堂之高也好，处江湖之远也罢，只要每个人都做自己该做的事，平凡也是幸福。就像老清洁工一样，她每天都在认真地打扫卫生，清理垃圾，同时也把散落在心头的苦闷和迷惘一并扫清。

然而，与这位老清洁工相比，生活中有很多人就不那么安分，在权势面前，他们自叹不如；在金钱面前，他们无地自容。这些自卑者大都不满足现状，不甘于平凡，总抱怨生活不公，悔恨生不逢时，但是具体到自己的工作却一塌糊涂。这些人常常是小事不愿做，大事做不来，结果往往是荒了自己的地，也没种好别人的田。

其实，一个人活着从来不需要轰轰烈烈，平平淡淡才是真，不要期待过高，否则等待你的就是失望和烦恼。做人要面对现实，不要幻想那些浪漫的偶像剧情节，那都是虚幻的，我们需要的是在平凡的人生中体验真正的幸福。

平凡人的幸福，在于他有一颗平凡人的心，这是易于满足和获得快乐的心，是宽容与善良的心，是朴实与感恩的心。有了平凡的心，就能真实地生活，这种真实的生活不会因汲汲名势而烦躁，不会因蝇营私利而苦楚。不为诱惑所扰，不为世态所累，无论风雨，都能享受到普照在心灵上的阳光。

平凡人的生活并不排斥显贵的生活和通达的仕途，而是面对生活能始终守住心灵的平凡，不让无穷的欲念攫取自己美丽的心情，不让明天的烦恼在今天预支，是"够用就好""活在当下"的逍遥平稳。有了这种平稳的心态，就能经常如沐春风，感受天伦之乐，友情之真，劳作之悦。快乐从来不需要任何理由。正如哲学家尼采所言："对于平凡人来说，平凡就是幸福。"

守住平凡，并不是生活中的随波逐流，更不是自我姑息与麻醉，而是能在纷繁复杂的世事中把持自我的一种智慧与释然，是对人生追求但不苛求、知足但不满足的积极心态，是善待自我、固守宁静的散淡洒脱，是保持高雅、心怀感恩的诚挚平和。

有一对幸福恩爱的小夫妻，他们本来过着节俭、快乐、幸福的生活，直到有一天，丈夫意外地拾到一条红头绳后，原有的幸福生活渐渐地离他们远去了。

丈夫把捡来的红头绳系在了妻子的头上后，大家都觉得他妻子比以前漂亮了。但很快发现妻子的围巾显得有些土，于是丈夫又用家里的积蓄为妻子买来了新围巾，大家都夸他的妻子更漂亮了。但马上又觉得妻子的上衣太旧了，丈夫又为妻子买来了新上衣。就这样，丈夫为妻子花光了家里所有的积蓄还欠下了外债，还是满足不了妻子日益增长的需求，甚至，大家觉得他和妻子有些不般配了。于是，夫妻俩终日在焦虑与无奈中奔波着。

这对小夫妻原本是一对幸福的人，过着属于自己平凡而快乐的生活，但由于他们没有经得住那个偶然的微小诱惑，从此走上了痛苦与烦恼的不归路。

其实，把握住平凡人生的幸福很简单，只要你善于发现生活中的点滴快乐，感受平凡中的美丽，久而久之，就会汇成幸福的涓涓细流，定格成你生活的永远底色。否则，就如古希腊学者苏格拉底所言："当我们为奢侈的生活疲于奔波的时候，幸福的生活已经离我们越来越远了。"

所以说，拥有一颗平凡的心，感受平凡人的幸福，你会发现，平凡也是一种幸福。

世界并不缺少美，而是缺少发现美的眼睛

有个铁匠把一根长长的铁条插进炭火中烧得通红，然后放在铁砧上敲打，希望把它打成一把锋利的剑。但打成之后，他觉得很不满意，又把剑送进炭火中烧得透红，取出后再打扁一点，希望它能做种花的工具，但结果亦不如意。就这样，他反复把铁条打造成各种工具，却全都失败了。最后，他从炭火中拿出火红的铁条，茫茫然不知如何处理。在无计可施的情形下，他把铁条插入水桶中，在一阵嘶嘶声响后说：

"唉！起码我也能用这根铁条弄出嘶嘶的声音。"

如果我们都有故事中铁匠的心胸，能适当调整自己的期望值，还有什么失败和挫折能够伤害我们呢？

安徒生有一则名为《老头子总是不会错》的童话故事。

乡村有一对清贫的老夫妇，有一天他们想把家中唯一值点钱的一匹马拉到市场上去换点更有用的东西。老头牵着马去赶集了，他先与人换得一头母牛，又用母牛去换了一只羊，再用羊换来一只肥鹅，又把鹅换了母鸡，最后用母鸡换了别人的一口袋烂苹果。

在每次交换中，他都想着要给老伴一个惊喜。

当他扛着大袋子来到一家小酒店歇息时，遇上两个英国人。闲聊中他谈了自己赶集的经过，两个英国人听后哈哈大笑，说他回去准得挨老婆子一顿揍。老头子坚称绝对不会，英国人就用一袋金币打赌。于是两个英国人和老人一起回到老头家中。

老太婆见老头子回来了，非常高兴，她兴奋地听着老头子讲赶集的经过。每听老头子讲到用一种东西换了另一种东西时，她都充满了对老头的钦佩。

她嘴里不时地说着："哦，我们有牛奶了！"

"羊奶也同样好喝。"

"哦，鹅毛多漂亮！"

"哦，我们有鸡蛋吃了！"

最后听到老头子背回一袋有点腐烂的苹果时，她同样不愠不恼，大声说："那我们今晚就可以吃到苹果馅饼了！"

结果，英国人输掉了一袋金币。

从这个故事中我们可以领悟到：不要为失去的一匹马而惋惜或埋怨生活，既然有一袋烂苹果，就做一些苹果馅饼好了。适时调整、降低自己的期望值，生活就会妙趣横生、和美幸福，而且只有这样，你才可能获得意外的收获。

世界并不缺少美，只缺少发现美的眼睛以及感受美的心灵。

❧ 学会享受独处的时光

当我们学会了优雅地生活时，就会有一种甜蜜、温柔的感受穿透全身，整个人也会轻松起来。享受必要的独处时光，是优雅生活的必要条件。如果长期没有独处并自我充实，人就会变得很烦躁。

很多人之所以在压力下还能够保持优雅的态度，都要归功于他们能够很小心地护卫他们的自由和独处时光。请你从现在起，每天早上抽出15分钟时间作为独处的开始，你会发现，这15分钟的效果相当惊人。我们都需要个空间让自己完全放松。你可以找个让你觉得舒服的地方，如浴室、阳台，或是出门到附近的公园、图书馆，好好度过你的独处时光，只有你发现了真实的自我，才能体会到自己真正活着。

独处，会让我们卸除在与人接触时所戴的面具，让我们的心情恢复恬静自然的赤子之心。在繁忙、拥塞、交际频繁的现代社会，想偶尔拥有完全独处的机会，如同钻石般的难得。

林白夫人曾说过："生活中重要的艺术在于学习如何独处。"

独处是与外界不重要的、肤浅的事物隔离，为的是寻觅内在的力量。这种内在的心灵力量将可以使我们的精力充沛，品格提升。一个人如果只是孤寂地隐退，而未发掘内在的力量，那么他的生活便不会达到最完善的境界。

每个时代的圣哲与天才，都能从孤寂中获得极丰富的灵感，每个人也都可以从短暂的孤寂中有所收获。不过，我们不必刻意为了争取独处的时光，而让自己的行为显得怪僻偏颇。

其实，想要享受孤独的时光，平时不妨独自在寂静的小道散一会儿步，或早晨早起一个小时，独自欣赏破晓天明的绚丽景观，或在公园小椅上闲坐片刻，或骑车在郊区慢慢地兜风。生活再怎么忙碌，片刻的悠闲时光总是会有的。何不用这片刻的悠闲，给我们的心情放个假？

独处会让我们停下来好好分析自己的烦愁，然后想出办法加以驱除。

不要怕孤寂。假使你害怕孤寂，那么一定要小心检讨自己，因为那代表你的心灵出了毛病。

记住要设法让自己停下来，找时间走进心灵深处，与真实的自己共处，也许你会有一点惊喜，因为你碰到一个又好又上进的知心朋友，那就是你自己！

体验独处比任何事都重要，你需要坚持拥有这宁静的时间，然后问自己有什么感觉，再倾听你自己的回答。

微笑，是一种释怀

有位作家曾经写过这样一句话："一个人如能不管境遇如何，都保持快乐的心境，那真比有百万家产还更有神气。"看到这句话，很多人都会点头赞同，生活的确如此，可点头这个动作谁都会做，一旦回归到现实生活中，估计能真正地做到的人并不多，因为太多人没有办法一下子就释怀，总要自我折磨一阵子，才能把我们生命中的伤痛慢慢地淡忘。

的确，就算是心态很好的人也很难从一开始就做到气定神闲，说放弃就放弃，尤其是当放弃对生活中的很多人来说是一种逃避、一种妥协的时候。那么，放弃真的就等同于妥协吗？其实不然。生活中，我们时常要面对各种选择，放弃不是怯弱的表现，相反，放弃是一种彻悟，是一种超越，更是一种勇敢。

第二次世界大战，当所有人都在庆祝盟军胜利的时候，一个中年妇人却一个人蜷缩在沙发上哭泣，因为，她收到了儿子在战场上牺牲的消息。

她只有一个儿子，也是她唯一的精神寄托，然而，现在，她却不得不接受儿子已经死去的事实，她大声地哭着，整个人精神都临近崩溃了。她心灰意冷，痛不欲生，决定辞掉工作，离开住的地方，去一个陌生的环境，默默地了此一生。

当她清理行囊的时候，她看见了一封几年前的信，那是她儿子在去前线后写来的。信上说："请妈妈放心，我永远不会忘记你对我的教导，不论在哪里，也不论遇到什么样的灾难，我都会勇敢地去面对生活，像一个男子汉那样，用微笑去承受一切不幸和痛苦。我永远把你当成我的榜样，永远记着你的微笑。"

　　她的眼泪流了下来，把这封信读了又读，似乎感觉儿子就站在自己的身边，用那双炽热的眼睛望着她，关切地说："亲爱的妈妈，你教我要做个坚强人，用微笑去面对不幸与痛苦，而今你也要那么做啊！"

　　那封信让这个中年妇人重新振奋起来，她对自己说，要笑着活下去，为了儿子，要用微笑去埋葬痛苦，坚强地走下去。这个妇人就是后来著名的作家伊丽莎白·康黎，她最著名的代表作便是《用微笑把痛苦埋葬》一书。她在书中曾这样写道："人，不能陷在痛苦的泥潭里不能自拔。遇到可能改变的现实，我们要向最好处努力；遇到不可能改变的现实，不管让人多么痛苦不堪，我们都要勇敢地面对，用微笑把痛苦埋葬。有时候，生比死需要更大的勇气与魄力。"

　　是的，生活不是一帆风顺的，我们总要去迎接生活给我们的挑战，很多时候，这些挑战是巨大的，甚至是让人痛苦的。人生像是一扇门，我们推开这扇门便只能勇敢地往前走，因为没有返回的路，只有前方未知的路。一路上，我们会遇到很多困难和问题，有时是被世俗的繁杂喧嚣所纠缠，有时是为虚名微利所困惑，当我们疲惫不堪或力不从心时，当我们深陷逆境而难于自解时，能做的就是试着去释怀，去遗忘，任何事情都没有什么了不起，都会被时间冲淡，但这一切的前提是，我们能否用微笑去埋葬痛苦，能够鼓起勇气继续走在生命之路上！

张开双手，拥抱幸福

因为放不下到手的名利，有的人整天东奔西跑，荒废了工作也在所不惜；因为放不下诱人的钱财，有的人成天费尽心机，利用各种机会想捞一把，结果却是作茧自缚；因为放不下对权利的占有欲，有的人热衷于溜须拍马，不怕丢掉人格的尊严……

生命如舟，它承载不动太多的物欲和虚荣。要想使之在抵达理想的彼岸前不在中途搁浅或沉没，就只能轻载，只取需要的东西，把那些可放下的东西果断地放下。

假如你的脑袋像一个塞满食物的冰箱，你应当盘算什么东西应该丢出去，否则，永远不可能有新的东西放进来。不丢出去，有些东西反而还会在里面慢慢变坏；有些东西，丢了可惜，但放一辈子，也吃不了。所谓的人生观，大概就是如何为自己的"冰箱"决定内容物的去留问题吧！

生活中，每个人都应该学会盘算，学会放弃。盘算之际，有挣扎有犹豫。没有人能够为你决定什么该舍，什么该留。所谓的豁达，也不过是明白自己能正确地处理去留和取舍的问题。丢掉一个并不会对你产生多大影响的东西，你会对自己说，你可以做得比现在更好，还怕找不到更好的？

在工作与生活中，我们每个人时刻都在取与舍中选择，我们又总是渴望着取，渴望着占有，常常忽略了舍，忽略了占有的反面：放弃。

其实，懂得了放弃的真谛，也就理解了"失之东隅，收之桑榆"的妙意。静观万物，学会懂得适时地有所放弃，这正是我们获得内心平衡，获得快乐的秘方。

电影《卧虎藏龙》里有这样一句台词："把手握紧，什么都没有，但把手张开就可以拥有一切。"这一取舍的道理谁都知道，可身体力行却是困难的。

其实有时会得到什么、失去什么，我们心里都很清楚，只是觉得每样东西都有它的好处，权衡利弊，哪样都舍不得放手。现实生活中并没有在同一情形下势均力敌的东西。它们总会有差别，因此，你应该选择那个对长远利益更重要的东西。有些东西，你以为这次放弃了，就不再会出现，可当你真的放弃了，你会发现它在日后仍然不断出现，和当初它来到你身边时没有任何不同。所以，那些你在不经意间失去的并不重要的东西，完全可以重新争取回来。

充满自信地活着

有一个人一直管不好自己的钥匙，经常不是弄丢了，就是忘了带。后来他想老是撬开门也不是个办法，所以配钥匙时便多配了一把，放在隔壁邻居家。他以为这下就不怕没带钥匙了。没想到有一天他又忘了带钥匙，恰好隔壁邻居也出去办事了，他又吃了闭门羹。后来，他干脆又在另一位邻居那里也放了钥匙。他在外边存放的钥匙越多，他对自己的钥匙也就管理得越松懈，为保险起见，他干脆在所有可以拜托的邻居家都存放了钥匙，但最后就变成——有时候，他的家所有的人都进得去，却只有他进不去。他家的那扇门锁住的，其实就只有他自己而已。

以上这个故事，很耐人寻味。在现实生活中放弃自己的权利，让别人来决定自己生活的人实在不少。他们把自己求学、择业、婚姻……所有的问题统统托付给他人，失去了自我追求、自我信仰，也就失去了自由，最后变成了一个毫无价值的人。人生最大的损失，莫过于失掉自信。

还有一个故事，有一位画家把自己的一幅佳作送到画廊里展出，他别出心裁地放了一支笔，并附言："观赏者如果认为这画有欠佳之处，请在画上做上记号。"结果画面上标满了记号，几乎没有一处不被指责。过了几天，这位画家又画了一张同样的画拿去展示，不过这次附言与上次不同，他请每位观赏者将他们最为欣赏的妙笔都标上记号。当他再取回画时，看到画面又被涂满了记号，原先被指责的地方，却都换上了赞美的标记。

这位画家丝毫不受他人的操纵，充满了自信。

以上两个故事里的主角，他们的所作所为，反映了两种不同的思维方式，两种不同的心态和两种不同的结果。前者是失败的思绪方式，自卑的心态，必然会产生可悲的结果。后者是成功的思维方式，充满自信的心态，必然会产生成功的结果。

前者过高地估计他人，而过低地看待自己，完全认识不到自己拥有无限的能力和可能性。越是这样，越是跳不出自己的思维模式；越是跳不出自己的思维模式，就越觉得自己不行；觉得自己不行，就必然想要依赖他人，受他人的操纵。如此这般，每失败一次，自信心就会受到一次伤害，久而久之，一切就会按照别人的意见行事，一切就会让别人来操纵，可悲的事自然就会接踵而来。后者因为用正确的观点评价别人和看待自己，所以在任何情况下，都不会迷失自己，受他人操纵。

充满自信的人，情绪表现相当稳定。即使在困境当中，仍能保持高昂的状态，在顺境当中更是勇往向前。

🌿 不要爱慕虚荣

一条红鲤鱼在一次雷雨前，奋力地跃出湖面。它如一道红色的闪电在水面上划出一道优美的弧线，引起了湖边散步的人们一阵惊叹：多么美丽的红鲤鱼啊，它跳水的姿势真优美！

红鲤鱼听了人们的赞美，非常得意，又在水面上展露了几下风采，引来了更多的人围观。

红鲤鱼自从知道自己有跳水的绝招后，就经常在水面上卖弄。扑通扑通，将平静的水面捣成碎片。

一个清晨，红鲤鱼刚跳了两次水，还没尽兴，就被一只毛茸茸的手抓住，随之一排尖锐的牙齿紧紧咬住了它的头。是水獭，一只被红鲤鱼跳水声引来的水獭——捕食了红鲤鱼。

由于虚荣因而发生竞争的惨剧，是最不幸、最恶劣的事。人们因虚荣的竞争而送掉性命的惨例举不胜举。凡是虚荣的人，总有一天，会和他的邻人、同事、爱人、儿女，甚至不知虚荣为何物的自然界起了冲突，而结果他一败涂地。虚荣虽然可以自欺欺人，但它断乎欺不了自然．虚荣是对自然的一种侮辱，但自然是不容任何侮辱的。

像红鲤鱼一样爱好虚荣的人不少，其结果当然不见得会丢掉性命，但丢失好心情是肯定的。

请拥抱大自然吧

一个漂泊的浪子，一个孤寂的魂，失眠在姑苏的一条客船上。我们应该感谢那次伟大的失眠，从而使我们拥有了一首伟大的诗歌——

月落乌啼霜满天，江枫渔火对愁眠。

姑苏城外寒山寺，夜半钟声到客船。

在欣赏这首诗的同时，我们也应该欣赏作者对自然欣赏的态度。

欣赏就是赏识，欣赏就是领略，欣赏就是视线之内的一份美好。对什么都不感兴趣，自然就无欣赏可言。

欣赏别人是一种尊重，被别人欣赏是一种承认，无人欣赏则为一种大的不幸。如果一颦一笑一招一式都有人欣赏，那孟浩然就不会发出"欲取鸣琴弹，恨无知音赏"的慨叹了。

鸟啼而欣然有会，花落而怡然自得。可见，任何地方都有真正的妙境，任何事物都有真正的玄机。

欣赏高山，自会在高山的巍峨中找到强悍和凝重；欣赏大河，自会在大河的澎湃中感悟到气度与洗礼；欣赏大树，自会在大树的伟岸中获得自立与尊严；欣赏小草，自会在小草的葳蕤中汲取执着与希望。

欣赏是人生的阶梯，会产生奇妙无比的效果。欣赏更需要慧眼独具，角度不凡。正如明代学者洪应明所言：雨余观山色，景象便觉新妍；夜静听钟声，音响尤为清越。

请拥抱大自然吧！我们总在她的环绕和把握之下：既没有力量离开她，也没有力量靠近她。她并不向我们发出邀请或警告，就径直把我们带进她飞旋的舞步，让我们急急旋转起来，直到我们精疲力竭地从她怀抱中倒下。

学会如何拒绝

一个虔诚的信徒向大师请示开悟。大师叫他先建一座庙，信徒马上照办。庙盖好了，大师不满意，叫他拆掉重新盖。信徒照办了。大师仍不满意，叫他再拆掉重盖，信徒毫无怨言地照办了。如此反反复复，信徒盖好了第20座庙，大师又要他拆掉，信徒忍不住说："你自己去拆吧！大师！"

"现在你终于开悟了。"大师说。

有一位伟人曾经这样说："超越某个限度之后，宽容便不再是美德。"

一点都没错。我们之所以常把日子过得一团糟，即是因为我们容忍了太多次的"好"，而不懂得说"不"。

太忙于做好人，以致找不出时间去做好事。这就是问题所在。这种人生也就是不完美的人生。

曾听朋友帆讲过这样一个故事。

帆刚参加工作不久，姑妈来到北京看他。帆陪着姑妈在天安门转了转，就到了吃饭的时间。

帆身上只有200元钱，这已是他所能拿出招待对他很好的姑妈的全部资金。他很想找个小餐馆随便吃一点，可姑妈却偏偏相中了一家很体面的餐厅。帆没办法，只得随她走了进去。

俩人坐下来后，姑妈开始点菜，当她征询帆意见时，帆只是含糊地说："随便，随便。"此时，他的心中七上八下，放在衣袋中的手紧紧抓着那仅有的200元钱。这钱显然是不够的，怎么办？

可是姑妈一点也没在意帆的不安，她不住口地夸着这儿可口的饭菜，可怜的帆却什么味道都没吃出来。

最后的时刻终于来了，彬彬有礼的服务员拿来了账单，径直向帆走来，帆张开嘴，却什么也没说出来。姑妈温和地笑了，她拿过账单，把钱给了服务员，然后盯着帆说："孩子，我知道你的感觉，我一直在等你说不，可你为什么不说呢？要知道，有些时候一定要勇敢坚决地把这个字说出来，这是最好的选择。"

勇敢地说"不"，才能活出人生的真实、潇洒、从容与惬意！

垃圾桶从来不懂拒绝，一个不懂得拒绝的人，其实质就是一个什么都收下的垃圾桶。

❧ 淡泊明志，宁静致远

在一片美丽的海岸边，一个商人坐在小渔村的码头上，看着一个渔夫划着小船靠岸，小船上有好几尾大黄鳍鲔鱼。这个商人对渔夫捕了这么多鱼恭维了一番，便问他要多少时间才能捕这么多？渔夫说，一会儿工夫就捕到了。

商人再问："你为什么不待久一点，好多捕一些鱼？"

渔夫回答："这些鱼已经足够我一家人生活所需啦！"

商人又问："那么你一天剩下那么多时间都在干什么？"

渔夫说："我呀？我每天睡到自然醒，出海捕几条鱼，回来后跟孩子们玩一玩，然后睡个午觉。黄昏时，晃到村子里喝点小酒，跟哥儿们玩玩、侃侃大山。我的日子可过得充实又忙碌呢！"

商人不以为然，帮他出主意，他说："我是一个成功的商人，我建议你每天多花一些时间去捕鱼，到时候你就有钱去买条大一点的船。自然你就可以捕更多鱼，再买更多的渔船，然后你就可以拥有一个渔船队。到时候你就不必把鱼卖给鱼贩子，而是直接卖给加工厂，或者你可以自己开一家罐头工厂。如此你就可以控制整个生产、加工处理和销售。然后你可以离开这个小渔村，搬到大城市，在那里经营你不断扩充的企业。"

渔夫问："这要花多少时间呢？"

商人回答："十五到二十年。"

渔夫问："然后呢？"

商人大笑着说："然后你就可以在家坐享清福啦！"

渔夫追问："再然后呢？"

商人说："到那个时候你就可以退休了！你可以搬到海边的小渔村去住。每天悠闲地睡到自然醒，出海随便捕几条鱼，跟孩子们玩一玩，再睡个午觉，黄昏时，晃到村子里喝点小酒，跟哥儿们侃侃大山。"

商人的话一落音，连他自己也窘迫了。他红着脸，在渔夫意味深长的注视下识趣而退。

聪明商人的所谓建议，只不过是要渔夫花几十年的时间，去换取一份悠闲的生活罢了——而这份生活，渔夫本来就拥有！

静下心来想一想，我们忙忙碌碌，到底追求的是什么呢？如果你追求的是一种波澜壮阔的生活，那你完全可以按照商人的建议去做；但如果你追求的是一种明净淡泊的生活，为什么要付出那么多？

淡泊明志，宁静致远。终日为蝇头小利处心积虑，不仅会丧失做人的乐趣，也会丧失别人对你的好感。

丢掉人生多余的包袱

大卫是纽约一家大报社的记者，由于工作的缘故，经常在外地跑。一天，他又要赴外地采访，像往常一样，他收拾好行李，一共有三件。一个大皮箱装了几件衬衣、几条领带和一套讲究的晚礼服；一个小皮箱装采访用的照相机、笔记本和几本工具书；还有一个小皮包，装一些剃须刀之类的随身用品。然后，他像往常一样和妻子匆匆告别，奔向机场。

工作人员通知他，他要搭乘的飞机因故不能起飞，他只好换乘下一班飞机。在机场等了两个多小时，他才搭上飞机。

飞机起飞时，他像往常一样，开始计划到达目的地的行程安排，利用短暂的时间做好采访前的准备。正当他绞尽脑汁地投入工作时，飞机突然剧烈地震荡了一下，接着，又是几下震荡，他的第一个反应是：飞机遇到了故障。

空中小姐告诉大家系好安全带，飞机只是遇到气流，一会儿就好了。大卫靠在座椅上，也许是出于职业敏感，从刚才的震荡中，他意识到飞机遇到的麻烦不像空中小姐说得那么简单。

果然，飞机又接连几次震荡，而且越来越剧烈。广播里传来空中小姐的声音，这次，其他乘务员也站在机舱里，告诉大家飞机出了故障，已经和机场取得联系，正在设法安全返回。现在，飞机正在下落，为了安全起见，乘务员要求乘客把行李扔下去，以减轻飞机的重量。

大卫把自己的大皮箱从行李架上取下来，交给乘务员扔下去，又把随身带的皮包交出去。飞机还在下落，大卫犹豫片刻，才把小皮箱取下扔出去。这时，飞机下落速度开始减慢但依然在下落，机上的乘客骚动起来，婴儿开始哭叫，几个女人也在哭泣。

大卫深深地吸了一口气，尽量使自己保持平静，但想起妻子，早晨告别时太匆忙，只是匆匆地吻了一下，假如他们就此永别，这将是他终生的遗憾。他把随身的皮夹、钢笔、小笔记本掏出来，匆匆给妻子写下简短的遗书："亲爱的，如果我走了，请别太悲伤。我在一个月前刚买了一份意外保险，放在书架上第一层那几本新书的夹页里，我还没来得及告诉你，没想到这么快就会用上。如果你从我身上发现这张纸条，那就能找到那张保险单。原谅我，不能继续爱你。好好保重，爱你的大卫。"

大卫以最大的毅力驱除内心的恐惧，帮助工作人员安慰那些因恐惧而恸哭的妇女和儿童，帮着大家穿救生衣。在关键时刻，越是冷静危险就越小，生还的可能就越大。

最后的时刻终于到了，大卫闭上眼睛在一阵刺耳的尖叫混合着巨大的轰隆声中，他感到一阵撞击，他在心中和妻子、亲人做最后的告别。

不知过了多长时间，大卫睁开眼睛，发现自己还活着，而周围一片哭喊。他一下跳起来，眼前的一切惨不忍睹，有的倒在地上，有的在流血，有的在痛苦地呻吟，他连忙加入救助伤员的队伍中。

当妻子哭着向他奔来时，他还抱着不知是谁的孩子。这一回，他长长地吻着早晨刚刚别离却仿佛别离一世的妻子。

那一次，只有1/3的乘客得以生还，而大卫只有轻微的皮外伤。当然，他损失了三件行李，损失了一次采访的机会，不过，他上了纽约各大报纸的头版。

其实，许多时候人生并不需要太多的行李，只要一样就够了：爱。

人生减省几分，便超脱几分。

笑是一种锐不可当的武器

18世纪，有一位主教患了可怕的脓肿病，濒临死亡，教徒们都已经绝望了，正忙着为他准备后事。就在这时，主教养的猴子却滑稽地戴上了主教的方帽，穿上了主教的袍子，在大厅里学着主教的样子走路、祈祷。主教看了哈哈大笑，病情顿时减轻了一半。猴子一连表演了几天，居然挽救了主教的性命。

生理学家巴甫洛夫说过："忧愁悲伤会损坏身体，因此为各种疾病打开方便之门，可是愉快能使你肉体上和精神上的敏感活跃，能使你的体质增强。""所有的药物中最有效的就是愉快和欢笑。"

历史上有个著名的医师名叫阿维森纳，他曾经对动物的生存环境做过一个试验。他同样喂养两只小羊，其中一只放在离狼笼子不远的地方，由于经常性的恐惧，这只小羊逐渐消瘦，身体衰弱，不久就死了；而另一只小羊因为放在比较安静的地方，没有狼来恐吓，因此健康地生存下来。

加利福尼亚大学的诺曼·卡滋斯教授，四十多岁时患上了恶疾，医生说，这种病康复的概率只有五百分之一。他照着医生的话，除了治疗外还经常看滑稽有趣的娱乐节目，所有的节目都会使他捧腹大笑，他除了看有趣的节目，还经常有意和家人开开玩笑。一年后医生再对他进行检查，发现他的病情改善很多。两年以后，他身上的疾病居然自然消失了。为此，他撰写了一本书，书名叫《五百分之一的奇迹》。书中说："如果消极情绪能引起肉体的消极化学反应的话，那么，积极向上的情绪也可以引起积极的化学反应……爱、笑、希望、信仰、信赖、对生命的渴望等，也具有良好的医疗价值。"

对人对事，都能够一笑了之的人，永远不会患得患失，神经过敏。

在日常生活上，实在有太多令人哭笑不得的事。如果让我们选择，我们应毫不犹豫地舍哭取笑！笑可以显示你的信心，笑也是实力的最佳证明。

笑是一种锐不可当的武器。很多时候，反击他人最有效的武器即是淡然一笑。

给予别人自己却不会减少，反而变得更为丰富；

不论怎样一个大富豪，没有笑，他便无法生存；

不论怎样一个穷光蛋，因为有笑，他就变得富有；

笑是给家庭带来幸福的友好信号；

是疲惫者的休养，是失意者的光明；

是悲伤者的太阳，是烦恼者的天然解毒剂；

你买不到，你偷不到，你也强取不到；

只有无偿地给予，笑才会产生价值。

看行云缓缓，听溪水潺潺

总想从现代生活的快节奏中暂时脱出，寻一山清水秀、树翠天高的去处，悠哉游哉，看行云缓缓，听溪水潺潺。说起来，并非想逃避现实，更不是因为厌倦生活，而是想于忙碌与喧嚣中清心小憩。

步履匆匆与车水马龙是一种景象，暂做一次闲云野鹤也是一种境界。试想，告别一下写字台上的报告、谈判桌边的舌战和精密准确的图纸，倚竹杖坐看山林晚色，或观沧海而抚古思今，那是多么令人愉悦的事情！倘有翠湖，乘一叶小舟而溯流，在澄澈与晶莹之间寻一份宁静，那也是一种惬意。

犹如将一瓶成分复杂的水沉淀，会得到珍贵的清纯。清心或使纷乱的心情有线索可以清理，或于忘忧的状态得到心理调整，便能使人反思。倘在清心之中，凝神另一境界，得到空旷悠远或新的启迪，更不枉苦心。

所谓"张而不弛，文武弗能也；弛而不张，文武弗为也。一张一弛，文武之道也"，说的就是清心的道理。生活离不开急管繁弦，但亦不能不珍惜柔笙缓笛。

谁说长沟流月去无声呢？水，也有它自己的语言，只是，那需要一份如水般玲珑透明的心境去领会，才能清晰辨认；只是，它只肯把自己的流转，说给那既领略过生命中婉约柔静之美，又饱经狂涛骇浪、颠颠困苦的知音，去听罢了。

若生命的河流，是一段曲折的沧桑；若岁月的清溪，是迢迢前去的逝者。那么，在每一道有形无形的流水之前，愿我们都能宁静片刻得以聆听水之清音。

观鸟翼掠过长空而勇猛飞翔，看拙山千古如斯而视名利若浮云，读帆叶穿行急潮而一往如继，听溪水流转山石而浅吟低唱，你会觉得：清风两袖，心灵无尘。

万花丛中过，片叶不沾身。

🌸 不被小事坏了心情

你有没有想过，为什么人长大以后，似乎失去了生命所有的喜悦？

你看看周遭那些年长的面孔，是不是一个个很阴郁、很冷漠、很紧绷，总是拉长着脸，一点笑容都难见到？每个人似乎已经失去了乐趣，失去了欢笑，失去了游戏的心情，即使是一点小事也能搞得痛苦之至。

这到底是怎么回事？

为什么只是小小的塞车或迟到几分钟，就可以把自己弄得火冒三丈、七窍生烟？为什么只是别人一个不好的眼神，就可以把自己搞得疑神疑鬼、心神不宁？为什么只是一句无关紧要的话，就能吵得你死我活、不共戴天？为什么只因为跟某人不合，就非要斗得兵戎相见、势不两立？

人的情绪有时总是不听指挥，随时都可能"引爆"。原本只是一件微不足道的小事，也能小题大做，一触即发，且一发不可收拾。

许多人对事情似乎总是"反应过度"。他们总是把问题看得太严重，甚至无法停下来看看这有多可笑。

想一想，是不是一只蟑螂没打死，就会打乱你整个生活？是不是一通电话没接到，世界末日就会来临？是不是车子被刮一道痕，就能摧毁你的一生？是不是胖上几公斤，就能阻止你享受人生的乐趣？

答案无疑全部是否定的。那么，你又何必为一件小事如此抓狂？为小事抓狂不单坏了自己的心情，还殃及他人。

假如你被绊倒，并非大树拦阻了去路，而可能是那小小的藤蔓所致。

CHAPTER 03　第三章

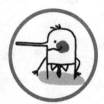

怎样获得好心情

　　从前，在威尼斯的一座高山顶上，住着一位年老的智者，至于他有多么老，为什么会有那么多的智慧，没有一个人知道。人们只是盛传他能回答任何人的任何问题。有个调皮的小男孩不以为然，甚至认为可以愚弄他，于是就抓来了一只小鸟放在手心，一脸诡笑地问老人："都说你能回答任何人提出的任何问题，那么请你告诉我，这只鸟是活的还是死的？"老人想了想，完全明白这个孩子的意图，便毫不迟疑地说："孩子啊，如果我说这鸟是活的，你就会马上捏死它；如果我说它是死的呢，你就会放手让它飞走。孩子，你的手掌握着生杀大权啊！"

　　同样地，我们每个人都应该牢牢地记住这句话，每个人的手里都握着左右心情好坏的大权。

　　一位朋友讲过他的一次经历："一天下班后我乘中巴回家，车上的人很多，过道上站满了人。站在我面前的是一对恋人，他们亲热地互相挽着，那女孩背对着我，她的背影看上去很标致，高挑、匀称、活力四射，头发是染过的，她穿着一条吊带裙，是一个典型的都市女孩，时尚、前卫、性感。他们靠得很近，低声絮语着什么。女孩不时发出欢快的笑声，笑声不加节制，好像是在向车上的人挑衅：你们看，我比你们快乐得多！笑声引得许多人把目光投向他们，大家的目光里似乎有艳羡。不，我发觉他们的眼神里还有一种惊讶，难道女孩美得让他们吃惊？我突然有一种冲动，想看看女孩的脸的冲动，想要看看那张洋溢着幸福的脸是何等精致与美丽。但女孩没回头，她的眼里只有她的恋人。

"后来，他们大概聊到了电影《泰坦尼克号》，这时那女孩便轻轻地哼起了那首主题歌，女孩的嗓音很美，把那首缠绵悱恻的歌处理得很到位，虽然只是随便哼哼，却有一番特别动人的力量。我想，只有足够幸福和自信的人才会在人群里肆无忌惮地欢歌。这样想来，便觉得心里酸酸的，像我这样从内到外都极为自卑的人，何时才会有这样旁若无人的欢乐歌声？

"很巧，我和那对恋人在同一站下了车，这让我有机会看到女孩的脸，我的心里有些紧张，不知道自己将看到一个多么令人悦目的绝色佳人。可就在我大步流星地赶上他们并回头观望时，我惊呆了，我也理解了在此之前车上那些惊诧的眼神。我看到的是张什么样的脸啊！那是一张被烧坏了的脸，用'触目惊心'这个词来形容毫不夸张！真搞不清，这样的女孩居然会有那么快乐的心境。"

朋友讲完他的故事后，深深地叹了口气感慨道："上天真是公平的，他不但把霉运给了那个女孩，也把好心情给了她！"

其实掌控你心灵的，不是上天，而是你自己。世上没有绝对幸福的人，只有不肯快乐的心。你必须掌握好自己的心舵，下达命令，来支配自己的命运。

你是否能够对准自己的心下达命令呢？倘若生气时就生气，悲伤时就悲伤，懒惰时就偷懒，这些只不过是顺其自然，并不是好的现象。任何时候都必须明朗、愉快、欢乐、充满希望、勇敢地掌握好自己的心舵。

心情的好坏，完全取决于你个人。只要愿意，任何人都可以随时按动手中的遥控器，将心情的视窗调整到幸福与快乐频道。

❧ 做好自己心灵的船长

美国一位名叫费雷德尔的社会学家谈及人的生活艺术时指出：许多令人一筹莫展的个人问题都可以通过创造性地应用算术方法来加以解决。

"加法"——从事新活动、开辟新天地，更重要的是化生活中的限制为机会。如果你的生活存在某种内在限制，你应与之抗争，化不利为有利。残疾可以说是一个很大的限制了，但这并不可怕，坐在轮椅上为别人提供咨询服务或干点儿别的什么事儿，你就会找到自己的价值所在，不会因为无所事事而让内心陷入空虚和绝望。

"减法"——放弃生活中已成为你的负担的东西，终止你已习惯的超负荷支出。如果你是一位精明的人，就应丢弃令你厌烦的事情，而去做另外使你感兴趣的事情。

"乘法"——扩大和他人的交往，从而扩大周围的生活接触面。失恋或丧偶了，一时的寂寞和悲伤都可以理解，但万万不可以老是这样。应该主动找周围的人聊聊天，如果再仔细地观察，你就会发现：原来你有这么多的朋友在关心着你的生活，只要你积极地交往，总能在日常生活中找到好朋友和成倍的快乐。

"除法"——把你的职责分为较易处理的几个部分，并把其中的某些部分放心地交给他人处理，这即是"会生活"，这在某种意义上就意味着作出聪明的选择和必要的妥协，从而得到更多的自由或得到更多的妥协。假如你想得到更多的空余时间、更多的自由或得到更多的帮助，那么你就应该去做一下这样的除法。

假如你内心充满乏味或孤寂，那么你可通过加法和乘法去解决；假如你终日忙忙碌碌，内心疲惫不堪，则可通过减法和除法加以改善。

我可以驾驭我的命运，不单只是与它合作，因为我能在某种程度上使它朝我引导的方向发展。我是我心灵的船长，不只是它安静的乘客。

给自己积极的心里暗示

我们所说的话，其实对自己的态度及心情影响也很大，不知道你是否曾注意过？

一般而言，在日常生活中所使用的字眼可以分成三类：正面的、负面的以及中性的字眼。

先来聊聊负面的字眼，例如："问题""失败""困难""麻烦""紧张"等。

如果你常使用这些负面字眼，恐慌及无助的感觉就会随之而来。

你问他："工作怎么样？"他一般答道："我这算什么，混口饭吃，哪能跟你比。"你问他："收入还行吧？"他答道："总算没饿死，这年头赚钱难啊。"再问他："近来好吧？"他答道："好啥呀，我算是过一天算一天了。"又问："夫妻关系怎样？"他眼角显出些许无奈："结婚那么多年了，还有什么感觉啊，不就将就着过嘛，早知如此，还不如单身呢。"问之："父亲身体好吧？"他大叹："别提了，三天两头去医院，我的工资还不够他看病呢，这是我的命啊。"问之："你儿子肯定越来越聪明了吧？"

他痛苦地叹了口气："算了吧，整天不肯读书，调皮捣蛋，越来越难管教了。"人若总是用这种语言与他人交流时，会让自己意志消沉，提不起精神，不敢有所为，消磨了斗志，失去人生本有的追求，最终在犹豫不决中失去了一次又一次的机会。

不同的语言会给人带来不同的心境，积极的语言会引导我们朝积极的方面思考，带来良好的结果。

要改造自己，首先要从自己的语言开始。

我们发现，乐观的人很少会用这些负面的字眼，他们会用正面的字眼来代替。

例如，他们不说"有困难"，而说"有挑战"；不说"我担心"，而说"我在乎"；不说"有问题"，而说"有机会"。

感觉是否完全不同了呢？

一旦开始使用正面的字眼，心中的感觉就积极起来了，就会更有动力去面对生活了，不是吗？

除此之外，乐观的人也会把一些中性的字眼，变得更正面些。

例如"改变"就是个中性字眼，因为改变有可能是好的，但也有可能越变越糟。

试试看，如果把"我需要改变"，换成"我需要进步"，这就暗示了自己是会越变越好的，心情自然就开朗起来了。

所以说话其实需要字字琢磨，只要改变你的负面口头禅，换成正面积极的字眼，你就会立刻感到积极乐观起来。

如果你感到不快乐，那么有一个快捷有效地找到快乐的方法——振奋精神，使自己的行动和言辞中充满阳光，你的心里也肯定会充满阳光。

快乐生活的小秘诀

戴上乐观的眼镜来看世界，说难也不难，到底秘诀在哪里？八个字：先找优点，再看缺点。

具体怎么做呢？

不知道你有没有观察过，自己对每一种人、事、物的评语，通常第一个想法是什么样的？

如果认识了一个新朋友，脑中最先浮现的念头是："这个人鼻子怎么那么大？真是难看！"过一下子后，才注意到："噢，不过他笑起来真甜，让人看了很舒服。"

要是你总是习惯这样对别人先挑缺点，再看到优点的话，那么就该检查一下，是否又不小心地戴上了习惯负面思考的悲观眼镜？

戴上乐观眼镜的人，则永远是先找优点，再看缺点。

所以面对同样的对象，乐观的人总是会先问自己："他有什么是让我喜欢的？"

于是乎第一个想法就出现了："哇，他笑容可掬，甜甜的，真舒服。"而也许过了一阵子之后，才会发现："只可惜鼻子稍大了些。"

感觉到其中的差别了吗？

乐观者并不是无知的盲目，他们仍然能对事情有清晰的观察，只不过他们习惯先看事情的优点，而且乐意把注意力集中在这些令人兴奋的特点上。

悲观失望者一时的呻吟与哀号，虽然能得到短暂的同情与怜悯，但最终的结果必然是遭到别人的鄙夷与厌烦；而乐观上进的人，经过长久的忍耐与奋斗，最终赢得的将不仅仅是鲜花与掌声，还有那饱含敬意的目光。

快乐生活的一个小秘诀就是，不停地给自己找些小乐子。

沉淀心情，宁静才可致远

当你问很多人他们最渴望的事情时，往往会有这样一种答案，那就是自由，这不是身体上的自由，而是心灵上的自由，不必为生活而烦恼，不必违心的生活。然而，很多人不了解，其实，每个人的心都是自由的，这就好比，"人之初，性本善"的道理，至于为什么那么多人感叹心太累，那一定是因为他自己锁住了自己，为什么我们要做一个自筑牢狱的庸人呢？把自己释放出来吧，幸福和你有个约会。

幸福不是一个瞬间，而是一个过程，如何让自己找寻到幸福真谛、感受到幸福呢？这需要你不断地从生活中积累经验，勇敢地尝试以及面对新的事物，保持一个乐观的心态轻松快乐地对待每个人、每件事、每一天。不要给自己太多的"不能、不行、不可以"，不要捆绑自己的心灵，勇敢地向前走，只有懂得享受生活的人才能感受到生活给予他的美好与快乐。

不要给自己的心灵上锁，如果能够凡事都看淡一些，那么，你的生活无疑会轻松很多。很多时候，束缚我们的并非外界的压力，而常常是我们自己，因此，如果我们想收获轻松的生活，那么，首先要学会自我释放，让自己跳出心灵的圈子，活得恬静一点、洒脱一点。

有两个人一起去徒步旅行，回来后，人们分别问他们的感受。第一个人回答说："这一路上简直倒霉死了，走的大部分都是山路，不仅天气炎热，而且住的地方条件非常差。令我无法忍受的是，竟然连纯净水都没有，喝河水，我亲眼看到有人在那边洗衣服，而我们却要喝那里的水。我想我再也不会去那个地方了，而且，我要马上去医院做检查，以防我吃坏了肚子患上疾病……"

听完第一个人的话，估计没人想去那个地方旅游，那简直就是噩梦。不过先别着急，还有第二个人没有回答。没想到他是这么说的——"天啊，那是我去过最美的地方，虽然天气炎热，但是住在村里人家里却感到很舒适。一路上基本都是山路，你能随处看到绿色的树和各色的花，真是美不胜收。最让我难忘的是那里的山泉水，很甜很可口，那也是村里人的生命水，上游的水用来饮用，下游的水洗衣农用，很淳朴的生活，而且为了纪念我还装了一瓶水回来。我觉得，那个地方值得人们一去！"

诧异吗？你肯定开始怀疑他们是否去了同一个地方，但是很肯定，的确是同一个地方，只不过心态不一样罢了。第一个人总是在抱怨，没有办法把心情沉淀下来，因而看到什么都觉得不好，很烦躁；而第二个人则不同，他懂得了随遇而安，将自己融入那里的生活中，怀着平和的心态去面对一切，自然觉得轻松，感到快乐了。

生活中，我们缺少的恰恰就是第二个人的那种心态，现实里，我们看惯了日升月落，春秋代序，习惯了四季交替的冷暖世象，但是，我们却很难看淡自己的人生，很难平和地看待周围一切，尤其是对令我们难过或不开心的事情更难看淡。

很多时候，我们奋力去寻找生活中的快乐与幸福，常常一无所获，由此开始抱怨生活，驻足不前。但其实，当你抬眼望去，便会很容易地发现，这个世界的一切和你快乐时的世界丝毫没有不同，只是你少了发现快乐的眼睛，细细想来，其实你完全可以很幸福。

有一个年轻人，感到自己的生活很苦闷，没有快乐，便决定要去寻找快乐。在途中，他先遇到了一个男孩，男孩牵着自己的大黄狗，在家门前的小路上快乐地跑着。年轻人走过去叫住了男孩，问他可以告诉他如何快乐吗？男孩把大黄狗交给了年轻人，"跟着他跑就会很快乐！"于是，年轻人学着男孩的样子在小路上来来回回地跑，可是除了累，他一点也不快乐。

年轻人继续寻找，在一个村子边看到了一个老人，他一边哼着小曲一边在播散种子。年轻人赶忙跑过去，问怎样得到快乐。老人给了年轻人一把种子说："播散种子的时候我最快乐，因为这意味着收获，你也试试吧！"

可是年轻人依旧不快乐，他只能继续寻找……

这个时候，年轻人遇到了一对下棋的老人，年轻人问他们怎么样才能快乐，其中一个老人笑了笑说："如果你继续向前走，翻过前面的山，你会在山上遇见一个白发的老者，他会告诉你快乐的秘诀！"

年轻人一听兴奋极了，马上朝着大山奔去。经过了很长时间的跋涉，他果然在山上遇到了那位白发老者，他向老者说明了自己的来意。

老者没有理会年轻人，而是直接问他："有人让你不快乐吗？"

"……没有，但是我感到很难过，我想找到办法解脱，而后获得快乐，正因为如此我才跋山涉水地来寻找快乐。"烦恼青年先是愕然，尔后回答。

"那有什么束缚你吗？"老者又问。

年轻人想了一会儿，他想不出什么事儿束缚了他，便摇摇头。

"既然没有人捆住你，又何谈解脱呢？"老者说完，摸着长髯，大笑而去。

不快乐的年轻人愣了一下，想了想，有些顿悟：对啊！没有任何人或事情束缚我，那我跋山涉水地寻找解脱与快乐，不是自寻烦恼吗？

年轻人正欲转身离去，忽然面前成了一片汪洋，一叶小舟在他面前荡漾。

年轻人急忙上了小船，可是船上只有双桨，没有渡工。

"谁来渡我？"年轻人茫然四顾，大声呼喊着。

"请君自渡！"老者在水面上一闪，飘然而去。

年轻人拿起木桨，轻轻一划，面前顿时变成了来时的小路，来时遇到的人依旧那么开心地做着自己的事情。

还等什么，你也想做那个寻找解脱与快乐的年轻人吗？其实解救你的方法就在你的手上，快乐无处不在，没有人困住你让你远离快乐与幸福，阻碍你的只有你自己。如果你还是自寻烦恼，那么，你只能永远停留在荒无人烟的"小舟"上，只因为你不懂得伸出双手，"划"出一片自己的人生。

　　每个人都该知道，幸福是一种觉悟的境界，源自平和的心态。有的人之所以能够活得快乐无忧，没有烦恼，这并非上天的眷顾，而是他们自己努力的结果。因此，如果你也想获得幸福与快乐，那么，你首先要做的应是沉淀心情，平和地去面对人生，达观地生活……

开心的一万个理由

　　从前的人们碰到一起，打招呼时喜欢说："吃了吗？"

　　后来改成了："你好！"

　　如今，在相当一部分人口中，又变成了："开心点儿！"

　　由物质到精神，关心的内容发生了本质的变化。

　　然而，开心的理由是什么呢？在对一些女士的调查中，所得到的回答各不相同。

　　一位老太太，已老到走路不能自如的境地，还坚持在景山公园的台阶上，一级一级地往上蹭。她脸上阳光灿烂，"这是我每天最开心的事呀。"

　　一个女孩，整天忙碌在办公室，无非打印个文件，收收发发，很琐碎，往身后一看什么都留不下。可一到休息日，她就闲得发慌，因而总唠叨说："只有工作才能使我开心。"

　　一个操劳了一辈子的母亲，不穿金，不戴银，不吃补品，每日辛劳不辍，笑呵呵地回答："全家平平安安比什么都让我开心。"

　　一个下岗女工说："能给我一份工作，我可就开心'死'了。"

　　一个小保姆说："主人家信任我，不见外，我就觉得开心。"

　　一个小女生说："哎呀呀，星期天早上能让我睡够了，最开心！"

生活就是世界上最难的一道题，复杂得永远解不清；可是生活又简单得只要有一颗透明的水滴、一首诗、一支歌、一朵小花、一片绿叶、一只小动物……就能让我们开心得飘飘然起来。

人心是自然界最深不可测的欲海，然而，也是最容易满足的乖孩子，一句宽心的话，一张温暖的笑颜，一个会心的眼神，一声真诚的问候，一句善良的祝福……就能成为一根棒棒糖，一颗开心果，能一直香甜到我们心里，使我们回到开心的童年，像小鸟一样叽叽喳喳地唱不够。

流行歌曲中有唱："一千个伤心的理由……"如果你真的有一千个伤心的理由，请别忘了你还有一万个开心的理由。

心态坦然，人生美丽

很多时候，人们总是以为轰轰烈烈的人生才值得留恋，殊不知，坦然同样值得我们驻足欣赏！

坦然是一种为人的良好修为，更是一种幸福的体现。如果我们能够以一颗坦然之心面对人生中的风风雨雨，顺其自然地看待生命中的酸甜苦辣，那么，我们注定能够收获幸福果实。

人生犹如一块顽石，只有经过不断的打磨、修建，它才能够成为一件值得收藏的稀物，这个过程犹如贝壳磨炼珍珠的过程，每一颗光亮的珍珠都是贝壳用沙子打磨而成的，这种打磨，对人来说就如同一种考验。当我们遭遇挫折的时候，要以一颗平常心来对待，坦然处之。

现实中，总是能听到很多人这样的感叹："生活很累人。"那些不如意的日子，把我们弄得心烦意乱。于是，我们开始怀疑自己的人生是否与别人不同，是不是自己的人生少了些什么。就这样，我们开始了寻找，反复地寻找，却在找了几千回之后蓦然回首那些走过的"路"才恍然发现，其实，我们的生活与别人的生活没有多大的不同。生活赐予每个人的生活都是大同小异，如果真要找出些不同，那便是有些人心中少了一些"坦然"。

俄罗斯体操选手霍尔金娜，在赛场上为我们带来了一场又一场精彩的比赛霍尔金娜在参加的历届世锦赛共夺得10金9银3铜共22枚奖牌，其中包括高低杠五连冠和三次全能冠军。

她是俄罗斯名副其实的体操皇后，然而，就当人们满怀信心地期待她在雅典奥运会上再夺一金的时候，她却在比赛的时候意外从高低杠上摔了下来。在那一瞬间，我们无法得知霍尔金娜内心的活动，但是她比谁都知道，她无缘这次的奖牌了，然而，从地上站起来时，我们看到的不是她的惊慌失措，而是她坦然的微笑。

最后，霍尔金娜因为失误失去了完成奥运三连冠梦想的机会。

在品味了无数次胜利与欢笑之后，霍尔金娜收获了失败，但是她没有太多的伤感，只是对所有人坦然一笑，而后离开心爱的赛场，同时也告别了她辉煌的体操生涯。每个运动员都想以光辉收场，但以失败结束自己体操生涯的霍尔金娜没有在脸上流露出太多的遗憾，让我们看到更多的是她的坦然和成熟。当记者问及她感受的时候，她更是优雅地对记者说："没有谁会是永远的第一，但是在我心里，我就是第一！我只想说，我尽力了！"

生活中总避免不了有意外发生，任何人的人生中也没有绝对的稳妥和公平。当那些意外或不如愿发生时，你注定了会因此失去一些东西，但对于像霍尔金娜这样的人来说，她失去的是光荣告别自己体育生涯的机会，但她仍旧能以一颗坦然之心去对待。而我们缺少正是这种坦然面对人生的豁达，其实，对于生活中的很多得与失，如果能够怀一份淡然以待，你会发现，结果会截然不同。

面对生活中的很多事情，我们其实无须过多忧虑，相反，多些自然而然、平平常常的心态，生活远没有我们印象里那么差。当我们以一颗幸福心去对待时，便会让心变得更加坦然、轻松。四季交替，风霜雨雪交替，一切的变化得失都是正常的，也是生活必须经历的。

有句话说得好，"坦然让你的生活幸福快乐。"想想看，这难道不是对坦然最好的诠释吗？

坦然的人，即便是失意也总能乐观以待人生，总能在自己沮丧的时候，及时进行自我调整，因此，当你看到他的时候，他总是洋溢着阳光的微笑。

坦然的人，即便生活得极其平淡，你也总能在他们身上感受无比的热情，他们总是那么自信满满。

坦然让人的内心愈发美丽，愈发幸福。

人的一生中，免不了要经历许多的成败与得失，这些是我们无法预料和改变的。这其中的很多事情也在我们的承受范围之外，但只要我们努力去做，求得一份付出后的坦然，即便没有得到也是一种幸福！

曾经一个贵族问一个奴隶："你已经是一个奴隶了，你觉得你的人生还会有快乐吗？"

那个奴隶是这样回答的："假如生活给我的只是一次又一次的挫折，一次又一次的失败，其实，这也没什么，因为那只是命运剥夺了我高贵活着的权利，但并没有夺走我活得快乐和幸福的权利。"

也许人生没有草原的芬芳，但你不会少有小草的青翠；

也许你没有办法享受大海的蔚蓝，但你抬头就能看到白云的飘逸……

你永远不是生活的旁观者，因为你的生活由你主宰，在生活里，始终有一个位置属于你，在这个位置里注定有属于你的精彩，而在获得精彩之前，你只需学会坦然面对生活中的得失，让自己幸福而快乐的生活少不了坦然的心态！

世界没有绝望的境地，只有绝望的心情

有两位专门研究"乐观"的心理学家麦瑟和楚安尼，曾整理出了几个使心情乐观的入门技巧，方法不仅简单而且效果显著。他们认为：要矫正心情之前，请先矫正身体。这是为什么呢？

其实人的生理及心理是息息相关的。相信你也有过这样的体验，当心情处在低潮的时候，我们往往是无精打采、垂头丧气的；而心情高昂时，自然是抬头挺胸、昂首阔步的了。所以，身体的姿势的确会与心理的状态密不可分。

从另一个角度来看，当一个人抬头挺胸的时候，呼吸会比较顺畅，而深呼吸则是疏解压力的妙方。当抬头挺胸时，我们会觉得比较能够应付压力，当然也就容易产生"这没什么大不了"的乐观态度。

另外，与肌肉状态有关的信息，也会通过神经系统传回大脑去。当我们抬头挺胸的时候，大脑会收到这样的信息：四肢自在，呼吸顺畅，看来是处于很轻松的状态，心情应该是不错的。在大脑做出心情愉悦的判决后，自己的心情于是乎就更轻松了。

因此，身体的姿势的确会影响心情的状态。要是垂头，就容易感到丧气；而如果挺胸，则容易觉得有生机。

请千万别小看这个简单得令人不可置信的方法，下次心中悲观的念头再冒出时，赶快调整一下姿势，让抬头挺胸带出自己的乐观心情吧！

世界没有绝望的境地，只有绝望的心情。

❧ 不可让心情被金钱主宰

退休了的拉齐奥在乡间买下一座宅院，打算在此安度晚年。在这宅院的庭院里，有一株果实累累的大苹果树。邻近的顽童，几乎是夜以继日地来拜访这株苹果树，顺手带来的"礼物"则不外乎是石头或棍棒。

想安静的拉齐奥，常在玻璃被击破或不堪喧闹之扰时，走到庭院中驱赶树上或园中的顽童，而顽童回报拉齐奥的，则是无数的嘲弄及辱骂。

拉齐奥在不堪其扰之余，想出一条妙计。

有一天，当他如往常一样，面对满园的顽童时，他告诉孩子们，从明天起，他欢迎顽童们来玩，同时在他们要离去前，还可以到屋子里向拉齐奥领取1美元的零用钱。

孩子们大乐，如往常一样地砸苹果，戏弄拉齐奥，同时又多了一笔小小的零用钱收入，天天来园中玩得乐不思蜀。

一个星期过去后，拉齐奥告诉孩子们，以后每天只有0.5美元的零用钱，顽童们虽然有些不悦，但仍能接受，还是每天都来玩耍。

又过了一个星期，拉齐奥将零用钱改成每天0.1美元。

孩子们愤愤不平，群起抗议："哪有这种工作，钱越领越少，我们不干了，以后再也不来了。"

从此，拉齐奥的庭院恢复了往日的幽静，苹果树依然果实累累，不再遭受摧残。

同样是恶作剧，在没有任何酬劳时，小孩子们一个个玩得兴高采烈。而一旦涉及报酬，小孩们的心里就发生了微妙变化：从"我要做"到"要我做"。于是，在报酬由多变少之后，孩子们终于不愿意"帮别人做事"了。

故事中的老人，真是一个深知人性的大师。

人一掉进钱眼里，就会丧失原本的爽朗心情。

做好心情环保

要做好心情环保，还有一个绝招：使用"三八"快乐处方。

什么是"三八"快乐处方呢？

一天三次，一次八分钟，请你停下忙碌的脚步，为自己准备一小段专属的快乐时光。

至于要做些什么事，完全由你自己说了算，任何让你高兴开心的事情都行。

喜欢音乐的你，可以让音乐来改善快要消化不良的心情。

一直埋头工作的你休息一下，上网看看有趣的视频。

冥想也是个好点子，闭上眼睛深呼吸，让身心都放松。

脑筋快打结时，坐着苦想不是办法，起来"动脑散步"吧！走一走，伸展筋骨，不但身体动了起来，心思也会活动起来，左右脑更活跃，许多问题往往走着走着，就走出解答的方法了。

相信你一定还有更好的快乐处方：唱首歌、翻照片、吃零食……都很精彩，重点是，只要能使你高兴就行了。

日子要过，心情更要快活。

别亏待自己，日子越紧张，就越要使用"三八"快乐处方，如此就再也不会为了生活，而失去快乐心情。

真正的快乐是内在的，它只有在人类的心灵里才能被发现。

与书为伴的三大快乐

大文豪托尔斯泰博览群书。在他的私人藏书室，参观者可以看见十三个书橱，里面珍藏着两万三千多册二十余种语言的书籍。这些藏书为他的创作提供了大量的原始材料。据说，他喜欢把书借给别人看，与他人共享读书的快乐。

读书，是一种美丽的行为。在读书中，天上人间，尽收眼底；五湖四海，就在脚下；古今中外，醒然可观。读书，让我们懂得了什么是真、善、美，什么是假、丑、恶；读书，让我们丰富了自己，升华了自己，突破了自己，完善了自己。

寒夜孤灯，捧书卷，闻墨香，那感觉如同盛夏里吸吮冰凉的饮料，甜滋滋、凉悠悠。读书的感觉，爱读书的人独有；读书的快乐，体现在求知的过程中。

能够读书，自然是件快乐事；能够读上一部好书，那就更是一种幸福。但是，对于那些蝇营狗苟、急功近利之徒来说，倒也未必如此。读书的快乐也是因人而异的，因为幸福只是一种心灵的感受。人的心灵有着不同的境界和模式，幸福的程度或者感受也有着相当大的差异。

人是需要读一些书的，尤其是在当今时代，一些人在生活中迷失了方向，通过读书可以把自己从物欲名利中拔出来，重新塑造美好的生活观念。古今中外的名人在读书中都有极精彩的话语，唐朝皮日休赞美读书的好处："惟文有色，艳于西子；惟文有华，秀于百卉。"英国剧作家莎士比亚谈道："书籍是全世界的营养品。生活里没有书籍，就好像没有阳光；智慧里没有书籍，就好像鸟儿没有翅膀。"当代作家贾平凹说得更为精彩：读书

"能识天地之大，能晓人生之难，有自知之明，有预料之先，不为苦而悲，不受宠而欢，寂寞时不寂寞，孤单时不孤单，所以绝权欲，弃浮华，潇洒达观，于嚣烦尘世而自尊自强自立不畏不俗不谄。"

概括起来，读书有三大快乐。

快乐之一：我们每一个人在现实生活中的提高，都与书籍有着密切的联系。书籍是我们认识现实的桥梁，书籍使我们脱离蒙昧走向文明。通过读书我们可以上知天文下晓地理，可以穿越时间隧道去体验春秋战国时代的连绵战火，观望盛唐的繁荣；读凡尔纳、柯南道尔的科幻小说能把我们带入缥缈而又精彩的未来世界。

快乐之二：书籍是一面镜子，作者在书中表现的坚毅的品性、开阔的胸襟、积极的志向，通过阅读可以照见自己的缺点。日复一日地阅读下去，我们会被书籍中积极健康的内容潜移默化，逐渐形成全新的道德观念和行为准则。同时，读书是一个读者与作者交流的过程，我们在阅读中进入了作者的心灵世界，在不断汲取的同时还要学会扬弃，这样读书就变成了积极地参与。

快乐之三：书籍并不总是在于我们记住了书中的内容，更重要的是给予我们的启示。一本好书就像一个掘宝人，能开采出隐藏在我们心中的宝藏。在书里常常能发现我们所想和所感受到的，只是我们没有表达出来而已。读书唤醒我们潜在的能力，在书里我们认识了自己。

读书最快乐的境界，莫过于进入美感境地，但应该是没有功利目的的时候，并且只读自己喜欢的书。读书而且读对人有积极影响的好书是一生中的幸事，有可能从此你的世界观会有很大的不同。书是作者智慧的结晶，是对人生经过沉思后精心筛滤过的自我陈述，所以经常读书是一条完成思想成熟的捷径。

有人把一生不爱读书的人比做囚徒，他们因幽在自我和无知的牢笼里，他们会经常地抱怨："生活淡而无味，工作周而复始。"他们一定无法感到快乐，因为他们把自己套在一成不变的生活程序里，更多地关注于利益和得失，不仅对于外界的精彩无知无觉，而且忽视了生活中的点滴快乐，这种损失是非常可怕的。

生活中我们离不开阳光空气，同样，离开书本的日子也会是乏味的，与书相伴的人生才最有意义。懂得生活的人就会懂得书中的美妙，愿你我都珍惜读书时间。拿起心爱的书本，阅读吧。

我爱书，常常站在书架前，这时我觉得面前展开了一个广阔的世界，一个浩瀚的海洋，一个苍茫的宇宙。

从烦恼和世俗中超脱

音乐具有陶冶情操的功能。经常欣赏高雅的音乐，会给人带来信心和力量，使人奋发、向上。

古今中外许多伟人的博大精神和光辉事业，与他们喜爱音乐有很大关系。列宁小时候喜欢唱歌，在中学时代，最爱唱伏尔加民歌。在流放期间，他经常用沙哑的男中音，教身边的"政治犯"唱歌。列宁对贝多芬的《热情奏鸣曲》、柴可夫斯基的《第六交响曲》百听不厌。1913年，钢琴家凯德洛夫曾在瑞士的音乐会上演出，列宁对他的演奏大为称赞，并对他说，以后有空到他寓所里听音乐。钢琴家以为这是列宁的一句客气话，没想到列宁后来果真来了。钢琴家应列宁的要求反复地弹奏了《热情奏鸣曲》，列宁屏声静气地仰靠在沙发里，沉浸在一种只有他自己才能感受到的美妙旋律境界中。后来，列宁对人说："我不知道还有比《热情奏鸣曲》更好的东西，我愿意每天都听一听，这是绝妙的、人间少有的音乐。"

科学家阿尔伯特·爱因斯坦也是一个酷爱音乐，懂得生活情趣的伟大科学家。他7岁时从母亲那儿得到一把小提琴，他非常喜欢它。他还经常站在母亲身后听她弹奏莫扎特、贝多芬的钢琴奏鸣曲。所以，他可以说是一个在音乐环境中长大的孩子。

爱因斯坦还十分喜爱唱歌。他常常一个人到湖泊江河上去划船，一边划，一边唱着他喜爱的歌曲。在莱茵河和日内瓦湖上都曾留下过他的歌声。也可以说，音乐艺术伴随了他的一生。

爱因斯坦成名后，还经常在德国、美国公开登台演奏小提琴，为慈善事业募捐。他无论到哪个国家旅行，小提琴总不离身，使得有些人不相信他是物理学教授，以为他是一个音乐家。有一次他应邀到比利时访问，比利时国王和王后都是他的朋友，王后也是一个音乐迷，会拉小提琴。他和王后在一起合奏弦乐四重奏，合作得非常成功。

爱因斯坦力求透过美妙的音乐旋律，去启发自己对未知的、美丽而和谐的大自然规律的探求。震撼世界的相对论，是科学发展史上划时代的里程碑。1905年的一天，他对妻子说："亲爱的，我有一个奇妙的想法。"说完此话，爱因斯坦就开始弹起钢琴，他时弹时停，忽而又猛弹了几个音节后，又自言自语地说："这真是一个奇妙的想法。"这样一连几天他有时在楼上思考，有时下楼弹琴，半个月后，他终于写完了举世震惊的、推动历史进程的《相对论》。

音乐是苦恼的控诉处，同时也是苦恼的避难所。领悟音乐的人，能从一切世俗的烦恼中超脱出来。

CHAPTER 04　第四章

好心情激发斗志

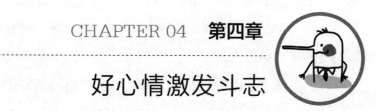

人生的乐趣隐含在工作当中。当你醉心于你的工作时，即使是独自一人，也会过得充实而快乐。

作家约瑟夫·康拉德认为："工作正是发现自己的机会。"如果把工作看成是惩罚和痛苦，就永远实现不了自己的目标。

成功人士往往把工作当成乐趣。文豪大仲马的写作速度是惊人的。他活了68岁，到晚年他的毕生著作已有1200部。他白天和他作品中的主角生活在一起，晚上则与一些朋友交往、聊天。

因为大仲马是把写作当作了乐趣，所以一点也不觉得累。

不仅是伟大的人物能把工作当成乐趣，平凡的人也能够做到这一点，只要有一个正确的观念。有个美国记者到墨西哥的一个部落采访，这天恰好是个市集日，当地人都拿着自己的产品到市集上交易。这位美国记者看见一个老太太在卖柠檬，5美分一个。

老太太的生意显然不太好，一上午也没卖出去几个。这位记者动了恻隐之心，打算把老太太的柠檬全部买下来，以便使她能"高高兴兴地早些回家"。

当他把自己的想法告诉老太太的时候，她的话却使他大吃一惊："都卖给你？那我下午卖什么？"

卡耐基说："人生的最大生活价值，就是对工作有兴趣。"做同一件事，有人觉得做得有意义，有人觉得做得没意义，其中有天壤之别。爱迪生曾说："在我的一生中，从未感觉在工作，一切都是对我的安慰……"

专家们发现，当人们对工作不再兴致勃勃时，就会产生职业倦怠。职业倦怠不是说来就来的，而是由日常工作中的挫折、焦虑、沮丧，日积月累而成。职业倦怠和挫折、焦虑、沮丧的差异在于后者发生频率较高，时间也持续较长。丧失斗志的你对疾病的抵抗力减弱，睡眠时间相同却老觉得不够，注意力也愈来愈不能集中，到最后干脆放弃尝试，什么也不在乎了，工作也变得没有意义；甚至，人生也没有什么价值可言。

做自己喜欢的工作

文史家卡莱尔写道: "有事可做的人是有福的,不要使他再求别的福分……当一个人全神贯注于工作时,他的身心就会构成一种真正的和谐,即使是最卑微的劳动。"

卡耐基说: "我虽不全同意卡莱尔的说法,但我不妨以我自己的体验支持这几句话。我认识一些人,他们在工作时,身心舒畅;而在丧失或放弃工作后,他们的心灵便萎缩。甚至,连他们的神情也变了,曾经一度兴奋的眼神也变得冷淡无光起来。"

诚然,有些人在做着不适合他们的工作。由于他们不喜欢所做的工作,而使工作变成一种苦役。一个把大部分精力注入工作的人所感到的喜悦,他们全都不能感到。

假如你不幸陷入了这种苦境,就必须设法补救,如果你对自己工作感到枯燥无味,便很难享受到积极人生的乐趣。

人一定要选择自己喜欢做的事,即使赚钱也不例外。每天乐此不疲,这样就等于已经成功了一半。

即使是事业成功人士,也常常听到他们叹息自己成功背后的苦恼,诸如不得不应付繁忙的公务,或不得不周旋于社交场合,或为了应酬不得不放弃与家人团聚的美好时光,或碍于情面,不得不做有违心愿的事。

事实上，把工作当成是最愉快的事的人并不多。不同的是，每个人对工作的好恶不同。假使能把工作趣味化、艺术化、兴趣化，则可以把工作轻松愉快地做好。菲力有句话说："必须天天对工作产生新兴趣。"他所指的就是工作要趣味化、兴趣化。人生并不长，因此要尽量选择符合你兴趣的工作或者想方设法让它兴趣化。工作合乎你兴趣，你就不会觉得辛苦。

不容忽视的一点是：人的"喜欢"常常是处于变化当中的。有的人干一行恨一行，有的人干一行爱一行。对工作的兴趣，其实是可以培养的。不要这山望着那山高，因为行行出状元，路路都难走。有了这个认识后，你的心情受工作的左右影响的程度就会降低。

做自己喜欢做的工作，就像和所爱的人生活在一起。

🌿 工作中隐藏人生乐趣

有一个人坐在他的办公桌旁，他是一家大公司的业务主任。

他的办公桌上满是签条、函件、契约等文件，他的电话机上那两个信号灯一明一灭地闪烁着，显示有人等着要和他通话。他正在跟两个人商谈，显得很严肃。他看了看他的行程簿，记下他要参加的另一个重要会议，和与该公司的董事长午餐。同时，还得花上几个钟头的时间进行一个预定的计划。此外，他还得口授几封信……这样大的工作压力，要是落在你我身上，也许会把我们压得喘不过气来。"实在叫人吃不消！"我们也许会这么说。

但这个人却不如此。他感到——愉快。

他不容任何混乱的想象破坏他的工作效率。相反的，他只在心中预期这一天所获得的成就。

他热诚地转向他的来宾，凝神聆听他们的陈述，尽其所能地回应他们的需求。他拿起电话，要言不烦地立即作答，然后又回向他的来宾。他告诉他们，他对所谈的事将采取怎样的行动，他对通话机口授一封信，然后回过头来问他的来宾对他的决定是否满意。他们满意了，于是他把他们带到门口，和他们热烈握手道别。一切如意、愉快地以一种简捷有效的方式向目标前进。

这个人以一种积极的办法，使他的想象化为行动。他享受了快乐和成功的权利。

许多人让不快的思绪充塞他们的心田，把快乐的生活挤得粉碎。他们为很少或不会发生的灾祸而发愁。他们没有享受到工作上的乐趣和满足之感，也不能像那位业务主任一样，以成功的办法行使他们的职责。

托尔斯泰曾经写道："人生的乐趣隐含在他的工作之中。"这实是至理名言。

醉心某种爱好时，便不会孤单寂寞

一位奥地利朋友讲述了他拜见罗丹的见闻：

罗丹的工作室是有着大窗户的简朴屋子。里面有完成的雕像，许许多多小塑样——一只胳膊，一只手，有的只是一只手指或者指节；他已动工而搁下的雕像；堆着草图的桌子，这里是他一生不断地追求与劳作的地方。

罗丹罩上了粗布工作衫，在一个台架前停下。

"这是我的近作。"他说，把湿布揭开，现出一座女正身像。

"这已完工了。"我想。

他退后一步，仔细看着。但是在审视片刻之后，他低语了一句："就在这肩上线条还是太粗。对不起……"

他拿起刮刀、木刀片轻轻滑过软和的黏土，给肌肉一种更柔美的光泽。他健壮的手动起来了，他的眼睛闪耀着。"还有那里……还有那里……"他又修改了一下，他走回去。他把台架转过来，含糊地吐着奇异的喉音。时而，他的眼睛高兴得发亮；时而，他的双眉苦恼地蹙着。他捏好小块的黏土，粘在作品上，刮开一些。

这样过了半小时，一小时……他没有再向我说过一句话。他忘掉了一切，除了他要创造的更崇高的形体的意象。他专注于他的工作。

最后，带着舒叹，他扔下刮刀，像一个男子把披眉披到他情人肩上那般温存关怀地把湿布蒙上女正身像。在他转身快走到门口之前，他看见了我。他凝视着我，就在那时他才记起我的到来。他显然对他的失礼而惊惶，"对不起，先生，我完全把你忘记了，可是你知道……"

我握着他的手，感谢地紧握着。也许他已领悟我所感受到的，因为在我们走出屋子时他微笑了，用手抚着我的肩头。

按照心理学家米哈利·克塞克的说法，快乐意味着生活在一种"沉醉"的状态中，即完全投入一种活动，无论是工作还是娱乐。

当你醉心于某种爱好时，即使是独自一人，也不会感到孤单与寂寞。

❧ 从容应对，乐享生活

很多人为了事业的成功只会工作而很少会娱乐，每天都像机器一样忙碌地运转着，生活中各种各样的娱乐场所，他从没有感受过。这样人或许有人说他是个中肯生活的人，但实际上，他只能算是一个不懂生活而忙碌生活的人。

这个世界上，无论男人女人，无论处于何种生活状态，娱乐都是必不可少的，换言之，适当的娱乐才能帮助我们更好地享受生活。

居里夫人算得上是成功的女性吧，但她却把娱乐定为是除了工作之外第二重要的事情，因为在娱乐中，她可以得到更好的放松，没准还能迸发出新的创意和想法，这些都是促使她成功的因素之一。

作为新时代的我们，想要获得成功与幸福，那么就要做一个会生活的人，做一个工作与娱乐兼顾的人。因为科学证明，适当的娱乐有助我们更好地投入到工作之中，换言之，娱乐并非浪费时间的事情，而是一种很有意义和价值的事情，我们能从娱乐中获得很多益处及更多生命的资本。

这是最简单易懂的道理，与其花钱去医院看病吃药，不如到乡间去寻找健康。自然界的治疗能力是超群的。每年给自己放个长假去感受大自然的纯净，比每天都吃营养品来得健康得多；娱乐健身、休闲度假这些都让我们充满活力而且愈发健康。

看着不懂得这些道理的人，每天面对着大量的工作，为烦恼琐碎的事情发愁，显然，他们太需要去乡间走一走了，太需要抽出些时间娱乐一下了。

懂得生活的人，会不惜代价的为自己找寻可以休闲娱乐的时间，这样一来，假期一结束你又能看到他们神清气爽，精神饱满的样子了。他们精力不再感觉到疲惫与厌倦，而是充满了幸福与快乐。

花掉一些时间可以让你重获充沛的精力，使你更能力气去面对解决生活中可能出现的问题，对生活对工作都会有一个全新的认识和愉快的感觉，这难道不是一项每个人都该去实践的项目吗？

在快节奏的生活中，我们更应该懂得善待自己，就算再忙也要抽出一些时间痛痛快快地娱乐一回，彻彻底底地让自己放松一回，相信你定能"玩"出一个好心情。

当然，娱乐休闲不是放纵，不是疯玩，而是需要在休闲的基础上有所收获，不仅仅是打打球，唱唱歌、健健身或游游泳，也包括听听音乐，看看书，只要能让你放松的方式都可以。

我们要学会把生活化繁为简，懂得为自己的生活寻找乐趣，为自己的生活减压，每个人都要懂得适时去娱乐，这样才能在放松身心之后更好地为明天奋斗，更好地为幸福拼搏！

🌿 学会给自己的心情放假

律师张君一度萌发了厌世的念头。他的姐姐得知这一情况后，带他去了心理诊所。张君毕业于名牌大学法学系，是当地一个小有名气的律师，收入颇丰，且受人尊敬。他的闷闷不乐来自工作上的压力。心理专家建议张君常去陶吧玩玩。张君对于制陶完全不懂，也不感兴趣，但是在姐姐的强烈要求下，只好过去看看。

张君报名参加了制陶训练班，同时继续自己的律师工作。但一到下班时间或周末，他就投入制陶的世界中。渐渐地，他感到生活中充满了阳光和乐趣。

张君说，他从来没有享受过这么美妙的生活。在学习制陶之前，他在上班时充满了电话声、约会、宣誓证言、诉讼摘要、法院出庭，以及无数需要法律专业来解决的琐事。下班后，思想仍不可遏制地在那些烦人的工作中打转，令人心力交瘁。而现在，一有空闲他就穿上牛仔裤，到陶吧去"工作"。他可以什么也不想，随心所欲地把玩着手里的泥巴。

张君情绪的变化，是拜"移情"所赐。所谓移情，是情感迁移的一种特殊形式，是把某种情感由一个对象迁移到另一个对象上。

在心理学中，移情是精神分析派心理学的一个术语。然而在现实生活中，情感迁移的现象较为普遍，表现最为突出的就是人的情趣生活或称业余爱好。如很多人在工作之余，热衷于种花养草、钓鱼下棋等。但是，由于很多人受了"勤有功，戏无益"的影响，认为这些是不务正业，玩物丧志。其实不尽然。科学实验证明，工作引起的疲劳，尤其是脑力劳动，并不意味着身体精疲力竭，而多半是心理上的疲劳，动机强度降低或者是兴趣下降。此时，消极的休息方法，并不能使原来的大脑兴奋区很快得到抑制。倘若换个方式，去浇浇花、看看鱼、下盘棋，那么兴奋中心就会较快转移，处于高度兴奋状态的脑细胞就能因转换了活动而得到充分休息。

此外，人们一旦移情于大自然或其他有益的活动，就会发现其中有许多表现形式有非常微妙的相似性，从而给人的生活和工作以种种深刻的启示。苏东坡之所以屡处逆境而不改其乐，其心理状态一定程度上受到了其他事物的积极影响，如梅花傲霜斗雪的坚强性格给他的鼓舞。适当有益的业余情趣，能使人神清气爽、精神振奋，整个心理活动处于平衡状态，为工作、生活和健康提供了必不可少的保证。

"移情"的关键在于应选择有益的情趣生活，其目的是养情怡性，健身益心，有利于工作和生活。当然，移情之意有时也需节制，否则也会适得其反。蒙田说过这样一句话"生活本身既不是祸，也不是福；它是祸福的容器，就看你自己把它变成什么"。

所以，移情之意在于健身，别恋之意在于和工作或生活中的烦心事儿说声拜拜，工作烦闷，生活无味时，不妨"移情别恋"，给自己的心情放一个假，会使自己的生活更加美好。

文武之道，一张一弛。

十个方法摆脱枯燥

每天打卡上班的生活，似乎有些枯燥与无奈。按部就班的日子里，要学会给自己一天好心情的一些点子。毕竟，心情好了，工作积极性与创造力就上来了；而工作的顺利，又反过来给你一个好心情——生活在这种良性循环中的人，是心情的主人、人生的强者。

1. 音乐唤醒

铃声大作的闹钟会让神经受伤。一个轻松的起床仪式很有必要，比如选张喜欢的CD，用上音乐定时，美妙的音乐会在耳畔轻轻柔柔地唤醒你，带给你一天的好心情。

2. 床上伸展操

也许你不相信，只要几个简单的步骤，恋床的毛病就会一扫而空。在穿衣服之前，不妨坐在床上做简单的伸展操，松松紧绷的肌肉和肩膀，慢慢地转转头、转转颈，深深地吸一口气再起身，会有一种舒畅感。

3. 为自己做顿早餐

有人宁愿多睡半小时也不肯让自己吃一顿可口的早餐。其实一天三顿饭早餐最重要，早餐是一天活力的来源。为了多睡一会儿而省掉早餐是最不划算的，一来健康大打折扣，二来失去了享受宁静早餐的美妙感觉。下决心明天早起半小时为自己做顿可口的早餐吧，它能带给你精力充沛的一天。

4. 洗个舒缓浴

淋浴或泡澡要看你的时间充裕与否。如果泡澡，水温不宜太高，时间也别拖得太长，选一些含有柑橘味的淋浴品，对于提升精神是很好的。如果是淋浴，告诉你一个消除肩膀肌肉酸痛的小秘方，在肩上披上毛巾，以可承受的热度，用莲蓬头水柱冲打双肩，每次10分钟，每周3次以上。

5. 尝尝自己做的点心

研究证明，吃甜食有助抚慰沮丧情绪。其实，品尝自制的小点心不但有成功的喜悦，同时，在烹调的过程中，也有意想不到的乐趣。

6. 掸掸灰，吸吸尘

厨房的碗筷堆得快溢出水池，窗上积了一层灰，脏衣服满地都是。与其惹得自己心烦意乱，不如花点时间吸吸尘、擦擦灰，整理一下。当你环视四周时，心情会无尽地畅快。

7. 远离电视

研究显示，以看电视为生活重心的人，比较不快乐。是的，有时候躺在沙发上，盯着电视一整天，最后感觉好像什么也没看到，什么也没记住，然后就开始懊恼后悔，不该让电视占了那么多的时间。

8. 出门遛遛

阳光和煦、春风徐徐的日子，最适合出门，抖掉一身关在家中、闷在城市的霉味。

9. 静下心来看本书

还记得书本散发的浓浓墨香吗？还记得手指翻动书页的温柔触感吗？还记得上一次被书中的情节深深感动是什么时候吗？找个时间，冲杯咖啡，再一次回味那种感觉吧！

10. 买件礼物送自己

可能是一束花、一条披肩、一双并不昂贵却十分舒服的鞋，甚至是一顿讲究的可口菜肴。偶尔宠爱自己，足以治愈高压紧张所带来的坏心情。

阴沉的天气敌不过开朗的心情。而当阳光普照大地的时候，灰尘也会变得闪闪发亮。

❧ 珍惜工作就是善待自己

有一天，一个新牧师开始探访会友，他来到一个补鞋匠的店铺。

牧师高谈阔论，补鞋匠对牧师的言语颇不以为然，适时插话几句。

牧师感到有点恼怒，无不讥讽地说："你实在不应该修鞋了，凭你思想的层次、反应的敏锐，不应当从事这种低俗的工作。"

补鞋匠说："先生，请收回你的话。"

"为什么？"

"我绝不是从事低俗的工作，你看见边上那双鞋子了吗？"

"我看到了。"

"那是寡妇史密斯的儿子的鞋子。她丈夫在夏天去世，她也几乎随他死去，但她为这个儿子而活。她的儿子找到送报的差事，勉强维持家计。"

"然而坏天气不久就要来临，上帝问我说：'你愿意为寡妇史密斯的儿子修补鞋子吗，免得他在严冬感染肺炎而死？'我回答：'我愿意。'"

"牧师先生，你在上帝的指引下传道，而我却在上帝的指引下为人补鞋。当我们都到了天堂时，我相信你和我都会听到相同的嘉许：'你这又忠心又善良的仆人……'"

相信人们依然会记得夏洛蒂·勃朗特的长篇小说中那个平凡的女教师简·爱——一如平凡的我们。她所追求的人与人之间的平等，实际上是希望从事各种行业的人都要有一种自我感，如果对自我都不珍视，那我们还会珍视什么？又能珍视什么？

工作是神圣的，没有什么高低贵贱之分。如果一个人对自己的职业都视若敝屣，别人怎能尊重你？只有自己重视自己，珍惜自己，别人才会看重你。请重视自己的工作，珍惜自己的工作；如同善待自己，珍惜自己。

三百六十行，行行出状元。

忍受烦闷才能获得快乐

驿路断桥边，寂寞开无主。被人忽视，在单位坐冷板凳的日子真不好过。

由于被人忽视，你也许会有许多偏激的表现：说话标新立异，行动好出风头，甚至做出一些出格的事情。你宁愿受到惩罚，也不甘被人忽视。

可是无论你怎样努力，都无法使自己很出色。正如歌中所唱："有些人你永远不必等"——有些事情你永远做不好，有些人你一辈子也赶不上。终于有一天，你会恍然大悟：人，总难免被人忽视。于是你的心境变得平和，性格变得稳重。对许多事情也看得很开——无可无不可。对那些很好强的行为，总是宽容地一笑。这样，你学会了被人忽视。

由于学会了被人忽视，也使你成熟。你觉得天比以前更高了、更蓝了。生活多了好些滋味。你的心情轻松愉快，你的工作更有成效。你不仅更热爱生活，也开始享受人生。当你终于学会了被人忽视，你却奇怪地发现：你的冷板凳已经坐热……

不少大学生、研究生在从事一些不起眼的工作时，总是感到愤愤不平，认为庸庸碌碌，是浪费青春。在这些思想情绪当中，我们可以看到一些可贵之处，那就是不愿意平庸，而愿意有所作为。但是换一个角度，即从对上级的尊重和服从的角度来说，上述情绪也包含了许多不可取因素。那就是不愿从小事做起。何况上级的安排也许是让你熟悉公司工作流程以便对你委以重任，或许是在考验你工作的态度。

对任何一个机构来说，打水、扫地、跑腿、传递信息、接电话、接待来访等，这些事总是要有人做的。事务性工作构成了秘书人员、机关科室人员正常工作的有机组成部分，所以说欲做大事必须从小事做起，大事孕育于小事之中。

要生活得快乐，就必须具有能忍受烦闷的能力。大多数伟人的一生中，除了辉煌的时刻外，也有平淡无奇的岁月。

❧ 做工作有始有终

戒掉两种毛病对我们的职业生涯的健康发展非常有利。第一个毛病是优柔寡断：做一件事情下不了决心，感觉很头疼、很闹心，很麻烦，心里没底儿，从而产生恐惧心理直至事情延误，无果而终。第二个毛病是有始无终：刚有了一个好的开头，便因一点小问题而放弃，结果前功尽弃，也延误了后面事情的完成，长此下去便会一事无成。

英国有个护士曾接受跳伞训练，以便紧急的时候，随医疗设备空降地面。她描述跳伞的心态时说："在你前面的护士已经跳下去，在你后面的护士正在等待着，所以，你只能跳了！"

工作上的许多情境正是如此，不容许你盘桓犹豫，一旦患得患失，后面的计划就被拖延了，所以一定得当机立断。

事实上，即使大人物也难免有患得患失的毛病。曾经四任英国首相的格兰斯顿，在每次讲演之前，都会失眠。他说，一方面担忧该说些什么话，另一方面又要担忧什么话不该说。

那么，我们该如何防止这种毛病呢？

对于一件事情，我们首先应搞清楚它该不该做，能不能做，值不值得做，然后再下定决心去付诸行动。

在付诸实施的过程中，切记要全身心地投入工作，力求尽善尽美地完成任务。切忌马马虎虎，粗枝大叶，甚至敷衍了事。一件事要干就干好，否则还不如一开始就放弃。

找回失去的童心

时间在我们渴望长大中似乎过得很慢，而在我们长大后的回首中又太快。假如有人问人生何时最快乐，恐怕绝大多数人都会说童年。记忆深处的童年里，捉迷藏、放风筝、踢毽子、扔沙包、跳橡皮筋、过家家、堆沙堡……五彩斑斓，绚烂夺目，充满了欢笑和阳光，

就像歌曲《水手》中唱的那样："长大以后，为了理想而努力。"我们的心中逐渐有了理想，有了诱惑，开始忙忙碌碌，心事也多了起来。

我们也曾经那样快乐与幸福，只是岁月砂轮的磨砺，使我们失去了天真烂漫的本性，失去了那份无邪的童心，或许这就是我们不快乐的重要原因。

长大了，难免会变得世俗，这个时候，看世界的眼光就会发生变化，原来那纯净的心灵也会受到污染。这个时候，我们一定要维系一颗童心，保持一份纯真，只有这样你才能够时刻感受到生活的美好，把握住身边的幸福。

以一颗童心面对世界，以一颗童心感受幸福，这也是很多成功人士一直以来对人生、对幸福的真切感受。

在一档综艺节目中曾看到一个年过70岁的奶奶跳街舞，跳得还很好看。当一曲结束后，主持人惊讶地问她："你是怎么想着要学年轻人的街舞呢？"

没想到那位奶奶却说："我觉得自己也不老啊！我经常会去关注年轻人

的东西，像这个街舞，还有一些游戏，漫画书我都喜欢……"

老人年过70岁还是那么有朝气、有活力，带给人那么多欢声笑语，这其实完全要归功于她那颗童心，因为童心她活得异常开心，身体也比一般70多岁的老年人硬朗很多。

我们还能够找回失去的童心吗？答案是能的。找回童心，也不是多么复杂的事情。古人云，"童子者，人之初也；童心者，心之初也。夫心之初岂可失也！"我们若能鄙尘弃俗，息虑忘机，回归本心，便就是找回了童真、童趣与童心。这样，我们就会形神合一，专气致柔，纯洁无邪，通达自守，并且使我们内心与外在均无求而自足。

罗杰沮丧地从公司大门走出来，他看了看手机，记下了今天的日期和时间，对他来说，这是他一生当中最倒霉的一天。

罗杰早上的时候起晚了，眼看要迟到，却在拼命赶地铁的时候撞见女友上了一个老男人的豪华轿车，就这样结束了一年多的感情；拼命赶到公司后，例会已经开完，被上司叫到办公室训话，因为女友的事儿，心里难受和上司顶撞了几句，被开除了。

罗杰想着上午的种种遭遇，难过极了，在离公司不远的一个公园里闲逛，找了一处安静的地方坐了下来。他越想越难过，甚至有种想哭的冲动，"我的生活真是糟透了！"罗杰自言自语道，然后他抱着头低吼了好几声。

这个时候，远处一个正在和小伙伴玩耍的小男孩听到了罗杰的低吼，他犹豫了一会儿，从地上摘了一朵花，叫一个小伙伴带他来到罗杰的面前。

"你好，这朵花送你好吗？"小男孩小声地说。

罗杰看了花一眼，它已经开败了，这使罗杰的心里更难受了，他没有回答。男孩又问了一句，朝着罗杰旁边的空位置晃了晃手里的花朵。罗杰以为小男孩在作弄他，于是，他抬起头，刚想说什么，却一瞬间什么都说不出来了。因为他看到，那个男孩是一个盲人。

罗杰的心被震颤了一下，他接过花，男孩笑了说："花很美对吧？我就知道你会喜欢，不过有件事儿，您能原谅我吗？"

"什么事儿？"罗杰不解地问。

"我妈妈说遇到需要帮助的人要即时帮助，刚刚我听到你的哭声，却犹豫了一会儿。你知道，我和我的朋友玩得正好。你能原谅我迟疑了一会儿才送花给你吗？"小男孩天真地说。

"谢谢你，这是我见过最美的花。"罗杰说完，小男孩笑了，然后和另一个男孩一起走到另一边去玩耍了。

罗杰看着手里的花，是的，它开败了，但是它却是最美的。罗杰拍拍身上的尘土，站起来，深吸一口气，此时的他觉得这个世界美极了，今天再也不是什么倒霉日，而是一个全新的开始。

生活本该是五彩缤纷的，有美好的暖色调，也会有带来伤感的冷色调，成人眼里的世界，总是有那么多的条条框框，限制了我们的思想，遇到冷色调，我们就会自怜自爱。事实上，任何一种颜色都是值得开心的，此时，如果我们能像孩子一样，用新鲜的眼光看待这个世界，就不难发现生活中的美好。

幸福从来没有固定答案，也从不会一成不变。只有那些善于发现、懂得用心感受的人才能感受到幸福。幸福对于每个人来说都是一样的，它不是奢侈品，没有门票，需要的只是一颗纯净的心。

不把琴弦绷得过紧

没见过一辆马力经常加到极限的车会用得长久；没见过一个绷得过紧的琴弦不易拉断；也没见过一个心情日夜紧张的人不易得病。所以善驶车的人永不把车开得过快；善操琴的人永不把琴弦绷得过紧；善养生的人永不使心情日夜紧张。

使心情轻松的第一要道是"知止"。"知止"于是心定，定而后能静，静而后能安。静而且安，心情还有什么不轻松的呢？

使心情轻松的第二要道是"谋定后动"。做任何事情，要先有个周密的安排，安排既定，然后按部就班地去做就能应付自如，不会既忙且乱了。在这瞬息万变的社会里，当然免不了会出现偶发事件，此时更要沉住气，详细地安排。

使心情轻松的第三要道是"不做不胜任的事"。《史记·酷吏列传》里有"胜任愉快"一词，合理至切。假如你身兼八职，顾此失彼；或用非所长、心余力绌，心情又怎能轻松呢？

使心情轻松的第四要道是"拿得起，放得下"。对任何事都不可一天24小时地念念不忘，寝于斯，食于斯。否则，不仅于身有害，且于事无补。

使心情轻松的第五要道是"在轻松的心情下工作"。工作尽可紧张，但心情须轻松。在你肩负重担的时候，千万记住要哼几句轻松的歌曲。在你工作累了的时候，不妨高歌一曲。要知道心情越紧张，工作越做不好。一个口吃的人，在他悠闲自在地唱歌时，绝不会口吃；一个上台演讲就脸红的人，在与爱人谈心时一定会娓娓动听。要想身体好，工作好，就一定要保持轻松的心情。

使心情轻松的第六要道是"多留出一些富余的时间"。好多使我们心情紧张的事，都是因为准备时间仓促，怕耽误事引起的。若每一件事都多留出些时间来，就会不慌不忙，从容不迫了。

很多医学家都告诉我们在轻松的心情下吃东西容易消化；在紧张的心情下吃东西容易得胃病。一个经常心情轻松的人沾枕头就能睡着；一个经常心情紧张的人容易失眠。

幸福不过是好的身体和坏的记忆力。

CHAPTER 05　第五章

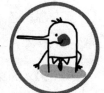

爱情之酒因心情而变得醇香

在一片鲜花盛开的草地上，一个年轻的男人遇见了一个年轻的女人。

"现在我才发现，我来到这个世界上，就是为了今天与你相遇。"年轻男人含情脉脉地注视着女人。

"我也一样，所以我们相遇了。"

男人和女人牵手远去。

之后的某一天，还是那个年轻女人，独自在那片草地上寻找着，双眸流露着惶惑和不安。

一个智者走了过来："孩子，你已经在此寻找许久了，你究竟丢失了什么东西呢？"

那个年轻女人一边搜寻着，一边不安地回答着智者的问话："我在寻找我自己。自从那天在这里与他相遇，我就发现我丢失了自己。我的欢笑因他而产生，我的眼泪因他而流淌；他的一句话可将我托上高高的巅峰，他的一声叹息可将我抛下黑暗的深渊；我睁着双眼，看到的只有他的身影，我闭上双眸，听到的只是他的声音；我似乎是因他而生，我更会因他而死。然而，我呢？我到哪里去了？所以现在我来寻找我自己。"

智者笑道："孩子，不必寻找了。当爱产生时，

'我'就消失了。你们相爱着，你们已经彼此消失自我，融为一个整体，你的自我只能在他那里寻找，而他的自我也只能在你这里寻找。遗憾的是，'他'和'你'都不见了，因而你们不必寻找，你们已经变成了一个新的整体。"

正说着，那年轻男人也来了，他也来寻找自我，智者把上述的话又对他重复了一遍。

"可是，'我'还能够返回吗？即使返回，'我'还会是从前的'我'吗？'我'在新的整体那儿，会有幸福和快乐吗？"男人和女人同时问。

"爱情如一杯鸡尾酒，由相爱的人共同调制，你们的新整体就是一杯鸡尾酒，至于是否甘洌可口，就要看你们如何调制了。"智者说。

❧ 慎重选择自己的伴侣

一个新婚不久的女孩，独自在黑夜里默默流泪。

女孩是在一片反对声中，义无反顾地委身于他的。

他爱好赌博，喜欢打架。同时，他也爱她。

女孩当然也爱着这个"浪子"。不过，她并不喜欢——不，是厌恶——他赌博与斗殴的习气。

"不过，这些都不要紧，我相信，我可以改变她。"女孩不止一次地对自己、对朋友、对家人说。

爱情的力量神奇而又伟大，"直叫人生死相许"，又还有什么不能改变的呢？

然而，在她新婚后不久，他就开始了夜不归宿。他要么是在通宵赌博，要么是被抓进了派出所……

女孩终于明白：爱情的力量，并不是传说中的无坚不摧；她在选择"浪子"的同时，也选择了一份哀怨的心情。

对此，作家德怀特·穆迪曾经这样写道：

"一个女人希望通过婚姻能很好地改造一个男人，这个最自欺欺人的希望通常都是幻想，它毁坏了成千上万的年轻女孩的美好生活。一个年轻的女孩希望能够挽救一个无赖，而坚持要嫁给他。这种基础不牢固的家庭最终会解体，并毁坏了一些无辜女孩的生活。我不明白为什么她们会这样盲目。在所见到的几百个这样的结合中，没有一个是产生了预期的结果的，她们的结局除了悲伤就是灾难。年轻的女孩子们，千万不要认为你能够完成慈爱的母亲和情投意合的姐妹都不能做到的事情。"

所有对爱情与婚姻充满憧憬的女人们都要将这段话记到心里。同时，男人亦然。

大约有半数不幸婚姻的造成因素，是男女双方的某一方出于怜悯而结合。

🌿 爱情使人容光焕发

一个年轻人抱怨妻子近来变得忧郁、沮丧，常为一些鸡毛蒜皮的小事对他嚷嚷，甚至会对孩子无缘无故地发脾气，这都是以前不曾发生的现象。他无可奈何，开始找借口躲在办公室，不愿回家。

一位生活阅历丰富的长者问他们最近是否争吵过，年轻人回答说，为了装饰房间发生过争吵。他说："我爱好艺术，远比妻子更懂得色彩。我们为了每个房间的颜色都大吵了一场，特别是卧室的颜色。我想漆这种颜色，她却想漆另一种颜色，我不肯让步，因为我对颜色的判断能力比她要强得多。"

长者问："如果她把你办公室重新布置一遍，并且说原来的布置不好，你会怎么想呢？"

"我绝不能容忍这样的事。"年轻人答道。

于是长者解释："你的办公室是你的权力范围，而家庭及家里的东西则是你妻子的权力范围。如果按照你的想法去布置'她的'厨房，那她就会有你刚才的感觉，好像受到侵犯似的。当然，在住房布置问题上，最好双方能意见一致，但是要记住，在做决定时也要尊重你妻子的意见。"

年轻人恍然大悟，回家对妻子说："你喜欢怎么布置房间就怎么布置吧，这是你的权力，随你的便吧！"

妻子大为吃惊，几乎不相信丈夫的这种突然改变。

年轻人解释说是一个长者开导了他，他之前错了。妻子非常感动，后来两人言归于好。

夫妻生活和其他许多人际关系一样，会有这样那样不尽如人意的地方，针锋相对永远也不是解决的好方法，主动让道则能使双方更多感受到宽容的力量。只有以宽容态度面对问题，才可能很好地解决。

爱情之所以可以成为催人上进的力量，不是由于严厉，而是由于宽容。爱情使人原谅了爱人的种种缺点、毛病，因而使爱人"旧貌换新颜"。

爱情的油灯

一位悲伤的少女来见莎士比亚。

"莎士比亚先生，你曾写出了人世间那么多凄美动人的爱情故事，现在，有件关于我的爱情的事请教您，希望您能帮助我。"

"哦，可怜的孩子，请说吧。"莎士比亚说。

少女停顿了一下，忧伤的声调令人心碎："我爱他，可是，我马上就要失去他了。"少女几欲流泪。

"孩子，请慢慢从头说吧，怎么回事？"莎士比亚慈祥地说。

"我与他深深相爱着。他以他的热情，日复一日地用鲜花表达着他对我的爱。每天早上，他都会送我一束迷人的鲜花，每天晚上，他都要为我唱一首动听的情歌。"

"这不是很好吗？"莎士比亚说。

"可是，最近一个月来，他有时几天才送一束花，有时，根本就不为我唱歌了，放下花束就匆匆离去了。"

"唔？问题出在哪儿呢？你对他的爱有回应吗？"

"我从心里深深爱着他，但是，我从来没有表露过我对他的爱，我只能以冰冷掩饰内心的热情。现在他对我的热情也在慢慢逝去，我真怕，真怕有一天我会失去他。先生，请指教我，我该怎么办？"

莎士比亚听完少女的诉说，从屋里取出一盏油灯，添了一点儿油，点燃了它。

"这是什么？"少女问。

"油灯。"

"要它做什么？"

"别说话，让我们看着它燃烧吧。"莎士比亚示意少女安静。

灯芯嘶嘶地燃烧着，冒出的火苗欢快而明亮，它的光亮几乎照亮了整个屋子。然而灯油越来越少，灯芯的火焰也越来越小，光线变弱了。

"呀！该添油了！"少女道。

可是，莎士比亚示意少女不要动，任凭灯芯把灯油烧干，最后，连灯芯也烧焦了，火焰终于熄灭了，只留下一缕青烟在屋中飘绕。

少女看着一缕青烟迷惑不解。

"爱情也像这油灯，当灯芯烧焦之后，火焰自然就会熄灭了。你应该知道，现在你该怎么去做了。"莎士比亚说。

少女明白了："我要去向他表白，我爱他，不能失去他。我要为我的爱情之灯添油去了。"

少女谢过莎士比亚，匆匆走了。

看完这个故事后，聪明的读者一定会明白：有时，让爱情褪色的不是诱惑，不是时间，而是人的疏忽与冷淡。

也许爱人心中有自己的世界，只要你坦然、宽容和真诚地去对待，努力更新爱的内容，焕发爱的激情，彼此心中保留的空间就不会成为你们幸福生活的障碍。

爱情的约定

林清玄写过一个这样的故事：

一个遭受到女友抛弃的青年来找我，说到分手后他女朋友还生活得好好的，这让他感到愤恨难平。

我问他为什么。

他说："我们在一起时发过重誓的，先背叛感情的人在一年内一定会死于非命，但是到现在两年了，她还活得很好。老天难道听不到别人的誓言吗？"

我告诉他，如果人间所有的誓言都会实现，那人早就绝种了。因为在谈恋爱的人，除非没有真正的感情，全都是发过重誓的，如果他们都死于非命，这世界还有人存在吗？老天不是无眼，而是知道爱情变化无常，我们的誓言在智者的耳中不过是戏言罢了。

"人的誓言会实现是因缘加上愿力的结果。"我说。

"那我该怎么办呢？"青年问我。

我对他说了一个寓言：

从前有一个人，用水缸养了一条最名贵的金鱼。有一天鱼缸打破了，这个人有两个选择，一个是站在水缸前诅咒、怨恨，眼看金鱼失水而死；一个是赶快拿一个新水缸来救金鱼。如果是你，你怎么选择？

"当然赶快拿水缸来救金鱼了。"青年说。

"这就对了，你应该快点拿水缸来救你的金鱼，给它一点滋润，救活它。然后把已经打破的水缸丢弃。一个人如果能把诅咒、怨恨都放下，才会懂得真正的爱。"

青年听了，面露微笑，欢喜地离去。

我想起在青年时代，我的水缸也曾被人敲碎，我也曾被一起发过誓的人背叛。如今，我已完全放下了诅咒与怨恨，只是在偶尔的情境下，还不免酸楚、心痛。

心痛也很好，证明我养在心里的金鱼，依然活着。

爱情的约定不仅仅是忠贞不渝，还有好合好散。

🌺 错过了便不勉强

涵年轻时与一少女相恋多年。那少女活泼、开朗，能歌善舞，是个人见人爱的"黑牡丹"。可阴差阳错，他们分手了，"黑牡丹"远嫁他乡，而涵也早已为人夫、为人父。

婚后，涵一直觉得自己极其"不幸"，他觉得妻子这也不顺眼，那也不遂心，长相不佳、吃相不佳、睡相也不佳。总之，妻子没有一样称他的心，如他的意，与人见人爱的"黑牡丹"简直不能同日而语。

涵的妻子常为此而黯然神伤。经过数年的吃醋、争吵之后，妻子索性放开他，准许他去异乡看望梦中情人"黑牡丹"。

涵如蒙大赦般地去了，在三天两夜的火车上，他设想着种种重逢的浪漫情节。终于，在一个如泣如诉的黄昏，他满怀憧憬、心跳过速地敲开了"黑牡丹"的家门。

开门的是一个腰围大于臀围的黑胖妇人，这个妇人已经不认识分别了20

年的涵了。"你找谁？"妇人粗声粗气地问。

难道这就是令他魂牵梦绕、朝思暮想的"黑牡丹"？涵敷衍了几句之后，落荒而逃。

有人说：错过的东西最美好。这句话应该说有一定的哲理。因为错过了，我们常常会把它放在心中，一次又一次地回忆、玩味，同时不经意地将它在心目中像写小说、拍电影一样去完善它，直至完美——不管这有多么幼稚可笑，而自己却坚信不已。

错过了的就别强求了，要把握住当下。给自己的心中留下一份美好的憧憬，给身边的人留下一份好心情。

我曾经那样深地爱过你，

这段挚爱，

也许还没有完全从我的心灵中离去。

但愿它不再烦恼我，

也不会给你添加愁絮。

我再也不愿使你难过悲伤，

因为，

我无言地无望地爱过你。

我忍受着怯懦和嫉妒的折磨，

我曾经是那样真诚那样温柔地爱着你，

愿上天许给你另一个人，

也像我一样的爱你。

学着放飞爱人

天鹅湖中有一个小岛，岛上住着一位老渔翁和他的妻子。平时，渔翁摇船捕鱼，妻子则在岛上养鸡喂鸭，除了买些油盐，他们很少与外界往来。

有一年秋天，一群天鹅来到岛上，它们是从遥远的北方飞来，准备去南方过冬的。老夫妇见到这群天外来客，非常高兴，因为他们在这儿住了那么多年，还没有谁来拜访过。

渔翁夫妇为了表达他们的喜悦，拿出喂鸡的饲料和打来的小鱼招待天鹅，于是这群天鹅跟这对夫妇熟悉起来。在岛上，它们不仅敢大摇大摆地走来走去，而且在老渔翁捕鱼时，它们还随船而行，嬉戏左右。

冬天来了，这群天鹅竟然没有继续南飞，它们白天在湖上觅食，晚上在小岛上栖息。湖面封冻，它们无法获得食物，老夫妇就敞开他们的茅屋让天鹅们进屋取暖，并且给它们喂食。这种关怀一直延续到春天来临，湖面解冻。

日复一日，年复一年，每年冬天，这对老夫妇都这样奉献着他们的爱心。有一年，他们老了，离开了小岛，天鹅也从此消失了，不过它们不是飞向南方，而是在第二年湖面封冻期间冻饿而死的。

在这个世界上，最伟大的莫过于爱；但爱也要有个度，超过这个度，爱就有可能变成一种伤害。

放飞你的爱人，否则，在不可知的未来，你的爱也许会变成一种伤害。

健康的爱情有韧性，拉得开，但又扯不断。谁也不限制谁，到头来仍然是谁也离不开谁，这才是真爱。

🌿 有爱才有家

　　小品《新房》，讲述的是一对年轻情侣，男方为了给未来丈母娘看房子，自己找朋友借了一套房，然后伙同老爸说谎，从而闹出了种种笑话。其中有一段话很经典：这不是房子的事，我生气的是你们骗我。当妈的当然希望女儿找一个条件好的，可是更重要的是得找一个用心来疼女儿的小伙子。房子不是家，有爱才有家。

　　小品既令人捧腹，又发人深省。

　　有人也许不明白：为何衣食无忧却心里惴惴，了无着落？为何身居暖室却仍感身心寒冷，孤苦无依？为何走了那么远的路却仍感觉前途渺茫，不知路在何方？其实答案很简单：如果没有爱，心灵永远无处归依；如果没有爱，即使身居皇宫豪宅，同样是一无所有！

　　在洛杉矶，有一位醉汉躺在街头。警察把他扶起来，一看是当地的一位富翁。当警察要送他回家时，富翁说："家？我没有家。"警察指着远处的别墅说："那是什么？""那是我的房子。"醉眼蒙眬的富翁看到的只是房子，因为没有爱，没有温暖的亲情，他不觉得那是家。由此可见，即便物质上富有，但没有亲情和爱情就说不上有"家"。家是什么？装修豪华的别墅吗？其实不是，起码那不完全是真正意义上的家。没有爱的别墅只能叫房子。

　　所以说，家是爱的城堡，有爱才有温暖的家，只有家才能抚慰自己受伤的心灵，只有家才能收藏自己的欢喜悲伤。充满爱的家庭永远是我们每个人一生向往的人间天堂。但是有一个前提，有爱的人才是家，跟你一起组建家庭的人，才是这个家是否温馨美满的关键。

在非洲的卢旺达有这么一则故事：在卢旺达内战期间，有一个叫热拉尔的人，他们一家有40口人，由于内战，父母、兄弟、姐妹、妻儿或离散或丧生。一个偶然的机会，绝望的热拉尔打听到自己5岁的小女儿还活着，于是辗转数地，冒着生命危险找到了自己的亲生骨肉，他悲喜交加，将女儿紧紧搂在怀里。此时此刻，他说出的第一句话就是："我又有家了！"显然，在热拉尔心目中，他虽然没有物质上的家，却有精神上的家。他把家作为爱的象征，战乱虽然使他失去了太多的亲人，但他相信，有了女儿就还有寄托，就还有自己的精神家园。

没有物质的家不可怕，因为可以重新创造。可怕的是没有爱，即便住的是高楼大厦，吃的是山珍海味，穿的是绫罗绸缎，那也徒有其表，毫无幸福可言。所以，不管这个家贫富与否，成员多少，只要有爱，那就是一个温馨幸福的家。

忽略了家庭生活，生命就会存在缺憾。工作好比是一个橡皮球，如果它掉下来，还会再弹回去，然而，家庭则是个玻璃球，一旦掉下去，便会遭到磨损，甚至会粉碎，将永远恢复不成以前的模样。

相信很多人都会有这样的经历：年少轻狂，不识家为何物；高举双手，向天寻求独立；高谈阔论，讲述摆脱家庭束缚，获得自由的美好。

每个人都曾经试图建立起属于自己的城堡，不屑于和已身处城堡中的人交流；每个人都曾经试图寻找最适合自己的城堡，却不屑于去了解自己当前所处的城堡。时光飞逝，再次用双眸注视自己所处的城堡之时，可能会发现它已失去了往日的威严，而城墙上的裂痕正是它的功勋，以表彰它的成就，几乎覆盖了整块墙面的老藤就是上天献给它的最高奖赏；城堡里的人双鬓斑白，静静地坐在那嘎吱嘎吱作响的摇椅上，似睡非睡，安详而幸福地享受着来自城堡里的浓浓爱意。

如果对方是你最爱的人，你们共同筑成了家的城堡，那么，用心爱她，让她生活得幸福和快乐，把这视作是一生中最大的幸福，并为了让她更加幸福和快乐而不断努力。幸福和快乐是没有极限的，所以你的努力也将没有极限。

可能有人认为这样会活得很累，其实这只是表象，因为你所做的这一切都是心甘情愿的，而且在做这些事的过程中，精神上是愉悦的，幸福的。

家，好比是一个坚实的城堡，其中的一砖一瓦都充满着爱；家，是一个终点，无论你怎样忙碌最终还会回到那儿；家，是梦想的起点，是疲惫心灵的休憩地，让你满足，让你快乐，更让你幸福。

玫瑰的信任

苏菲坐在自家客厅的窗前，她是那么的安静，她在朝外面看着，静静地看着：一群群经过的孩子——喧闹的男孩和说笑着的女孩，一个匆匆的邮递员，还有纷纷落下的雪。

她坐在一只摇椅上，摇椅是乔在他们40周年结婚纪念日送给她的。椅子还在，而她的乔却已逝，永远地。

今天，是2月14日，情人节。明天，就是2月15日了，他整整离去8个月了。

她看见花店的送货车，送货车开得很慢，最后停在了邻居玛逊太太的家门前。苏菲暗中琢磨着，是谁给她送的花呢？是她在威斯康星的女儿？要不就是她的哥哥？也许不会是她的哥哥，因为他病着，那就一定是她女儿了，多好的女儿啊……

玛逊太太显然没在家，她看见那送货人犹豫了片刻便朝自己这里走来了。

能不能先替邻居保存这些花？当然。

盛花的盒子几乎和桌子一样长，馥郁的玫瑰花香淹没了她，她闭上眼睛深深地呼吸着。她猜想这应该是黄玫瑰，乔过去送她的就是黄玫瑰。"给我的太阳。"他总是这样说，亲吻她的额头，握住她的手唱"你是我的阳光"。

接下来，苏菲似乎就已经在恍惚之中了。她踩着凳子从衣橱顶上取下一只白瓷花瓶注满了水，打开花盒取出玫瑰插了进去。她两颊绯红，抚着娇嫩的花瓣，脸上是陶醉的笑，甚至还轻盈优雅地舞了一小圈——她完全沉浸在对往事的美好回味中了。

她早已忘记这花并非属于她，她也许听见了玛逊太太的敲门声，可是她没有理会。

直到玛逊太太再次来，苏菲似乎才想起花的事情。花盒子已经打开，玫瑰令人尴尬地插在自家的花瓶里，苏菲的脸腾地一下就红了，怎么向她解释呢？

苏菲结结巴巴地想向玛逊太太道歉，然而却听她说："哦，太好了，想必你已经看到卡片了，但愿你的乔的笔迹没吓你一跳。他曾经让我在他去世后的第一个情人节替他送一束玫瑰给你，他不想吓着你，去年4月就在种花人那里安排好了。他叫它'玫瑰的信任'。你的乔是一个多好的人啊……"

苏菲已经听不见她在说什么了，她的心咚咚跳着，颤抖的手拿起一只小白信封——它一直附在花盒子上，然后拿出卡片，上面写着：

给我的太阳。全身心地爱你。当你想我的时候，要快乐一些。

爱你的乔

故事很短，可真的令人回味无穷。

应该记住的是，我们是活在今天，活在现在的。我们今天的生活、感受、欢乐、痛苦以及平平常常的一些事、普普通通的一些人，都可能变成今后被回味的对象。既然如此，我们为什么对现在眼前的一切过分的感慨和哀伤呢？

爱在左，而情在右，在生命路的两旁，随时撒种，随时开花，将这一径长途点缀得花香弥漫，使得穿花拂叶的行人，踏着荆棘，不觉得痛苦，有泪可挥，不觉得悲凉！

将爱情永远保鲜

一位男士有天晚饭后正在家中看电视，不知太太在一旁唠叨些什么，他专注地盯着电视，没去理会。

这时，太太突然一下站了起来，开始在客厅里翻箱倒柜找东西，找着找着，逼近了他身旁，甚至把他坐着的沙发垫也给翻了过来。

这下，他实在忍不住，便开口问："你到底在找什么？"

她说："我在找我们感情中的浪漫，好久没看到了，你知道它在哪儿吗？"

这个问题既幽默又令人心疼，也道出了许多老夫老妻心中的无奈。

在一起久了，感情的确稳定下来，但似乎也由浓烈转为清淡。原先的激情不在，猛一回首，才惊觉自己手中一路捧着的爱情之花早已如风干的玫瑰。

许多爱情长跑多年的夫妻或情侣纷纷宣布分手，不禁让人担心起来，爱情是否真是无常。

其实对待爱情，就应该如同照顾鱼缸中的热带鱼，必须常常换水，这样五颜六色的热带鱼才能自在、顺心地摇摆出绚烂的生命力。

心理学家安吉莉丝有个不错的建议，她把它称为"亲密大补贴"，是一个"三乘三"处方，亦即一天三次、一次三分钟，主动对另一半表达你的爱意。

每天的三次分别在什么时间进行比较好呢？不妨试试早上下床前、白天上班时以及晚上就寝前。

早上睁开眼，先别急着下床，可以抱抱另一半，享受跟心爱的人一起睡醒的温暖；还有，在白天找个时间通三分钟电话，告诉对方你正想着他；另外，晚上临睡前，更该花些时间相互表达浓情蜜意。

这个做法非常合乎快乐的原则，因为快乐感源于随时产生的小小成就感累加后的效应。

把你的爱情当成鱼缸中的热带鱼，使用三乘三"亲密大补贴"来细心照料，你会发现，你的爱情将能永葆新鲜。

CHAPTER 06　第六章

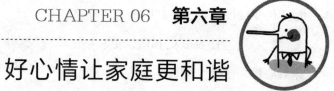

好心情让家庭更和谐

家是我们生命的发源地，从生命源头的角度来说，父母是人伦之始，有爸有妈的地方就是家；从有形的物质层面的角度说，你居住的地方就是家；从无形的精神层面的角度说，心在一起的地方才是家。

好心情能让家庭更和谐，更和谐的家庭又会给人带来好心情。这是一种良性循环。

好心情源于内心的爱，爱是人类最高的信仰。没有爱人类就无法生存，更不要说幸福。诗人布朗宁说："如果没有爱，地球就是一座坟墓。"家是生命中爱的源泉，让爱充满家中，让家有爱的流动，让幸福成为家庭最高的信仰。

"和"文化，是中华民族的传统文化，"家和万事兴""和和美美""和气生财""和为贵"……这些和睦和谐的信念，早已经根植于每个人的思想和精神中，成为人们追求的完美境界。家庭和睦、社会和谐国家才能安定繁荣，一个家庭要想和睦，需要家庭成员之间的和谐相处。微笑、赞美、欣赏、鼓励、拥抱、支持……这些充满正能量的语言和行为态度，促进催化着家庭成员之间的关系走向和谐和幸福。

家庭就是一个能量场，每个人都在这个能量场中集聚更多的正能量，那么，生活在这个家庭中的成员，就能获得更多的智慧和幸福。

送出所希望的礼物

　　爱德华先生是个成功而忙碌的银行家。由于成天跟金钱打交道，不知不觉，爱德华先生养成了喜欢用钱打发一切的习惯，不仅在生意场上，对家人也如此。他在银行为妻子儿女开设了专门的户头，每隔一段时间就拨大笔款额供他们消费；他让秘书去选购昂贵的礼物，并负责在节日或者家人的某个纪念日送上门。所有事情就像做生意那样办得井井有条，可他的亲人们似乎并没有从中得到他们所期望的快乐。时间久了他自己也很抱屈：为什么我花了那么多钱，可他们还是不满意，甚至还对我有所抱怨？

　　爱德华先生订了几份报纸，以便每天早晨可以浏览到最新的金融信息。原先送报的是个中年人，不知何时起，换成了一个十来岁的小男孩。每天清晨，他骑单车飞快地沿街而来，从帆布背袋里抽出卷成筒的报纸，投在爱德华先生家的门廊下，再飞快地骑着车离开。

　　爱德华先生经常能隔着窗户看到这个匆忙的报童。有时，报童一抬眼，正好也望见屋里的他，因此会调皮地冲他行个举手礼。见多了，他就记住了那张稚气的脸。

　　一个周末的晚上，爱德华先生回家时，看见那个报童正沿街寻找着什么。他停下车，好奇地问："嘿，孩子，找什么呢？"报童回头认出他，微微一笑，回答说："我丢了5美元，先生。""你肯定丢在这里了？""是的，先生。今天我一直待在家里，除了早晨送报，肯定丢在路上了。"

爱德华先生知道，这个靠每天送报挣外快的孩子不会生长在生活优越的家庭；而且他还可以断定，那丢失的5美元是这孩子一天一天慢慢攒起来的。一种怜悯心促使他下了车，他掏出一张5美元的钞票递给他，说："好了孩子，你可以回家了。"报童惊讶地望着他，并没伸手接这张钞票，他的神情里充满尊严，分明在告诉爱德华先生：他并不需要施舍。

爱德华先生想了想说："算是我借给你的，明早送报时别忘了给我写一张借据，以后还我。"报童终于接过了钱。

第二天，报童果然在送报时交给爱德华先生一张借据，上面的签名是菲里斯。其实，爱德华先生一点都不在乎这张借据，不过他倒是关心小菲里斯急着用5美元干什么。"买个圣诞天使送给我妹妹，先生。"菲里斯爽快地回答。

孩子的话提醒了爱德华先生，可不，再过一星期就是圣诞节了。遗憾的是，自己要飞往加拿大洽谈一项并购事宜，不能跟家人一起过圣诞节了。

晚上，一家人好不容易聚在一起吃饭，爱德华先生宣布："下星期，我恐怕不能和你们一起过圣诞节了。不过，我已经交代秘书在你们每个人的户头里额外存一笔钱，随便买点什么吧，就算是我送给你们的圣诞礼物。"

饭桌上并没有出现爱德华先生期望的热烈，家人们都只是稍稍停了一下手里的刀叉，相继对他淡淡地说了一两句礼貌的话以示感谢。爱德华先生心里很不是滋味。

星期一早晨，菲里斯照例来送报，爱德华先生却破例走到门外与他攀谈。他问孩子："你送妹妹的圣诞天使买了吗？多少钱？"

菲里斯点头微笑道："一共48美分，先生。我昨天先在跳蚤市场用40美分买下一个旧芭比娃娃，再花8美分买了一些白色纱、绸和丝线。我同学拉瑞的妈妈是个裁缝，她愿意帮忙把那个旧娃娃改成一个穿漂亮纱裙、长着翅膀的小天使。要知道，那个圣诞天使完全是按童话书里描述的样子做的——

我妹妹最喜欢的一本童话书。"

菲里斯的话深深触动了爱德华先生，他感慨道："你多幸运，48美分的礼物就能换得妹妹的欢喜。可是我呢，即便付出了比这多得多的钱，得到的不过是一些不咸不淡的客套话。"

菲里斯眨眨眼睛，说："也许是他们没有得到所希望的礼物？"爱德华先生皱皱眉头，他根本不知道他的家人想要什么样的圣诞礼物，而且他似乎从来也没有询问过，因为他觉得给家人钱，让他们自己去买是一样的。他不解地说道："我给他们很多钱，难道还不够吗？"菲里斯摇头道："先生，圣诞礼物其实就是爱的礼物，不一定要花很多钱，而是要送给别人心里希望的东西。"

菲里斯沿着街道走远了，爱德华先生还站在门口，沉思好久好久才转身进屋。屋子里早餐已经摆好了，妻子儿女们正等着他。这时，爱德华先生没有像平时那样自顾自地边喝牛奶边看报纸，而是对大家说："哦，我已经决定取消去加拿大的计划，想留在家里跟你们一起过圣诞节。现在，你们能不能告诉我，你们心里最希望得到什么样的圣诞礼物呢？"

现代人的生存压力越来越大，有些在外打拼的事业型男人，常以为努力提供家人以更优越的物质享受是自己应尽的、唯一的义务，他们会忽视家庭成员的精神需求。但殊不知，人是感情动物，精神上的需求是金钱所不能代替的。其实，在特殊的日子里买束花给妻子，在六一儿童节带孩子去趟动物园，并不会花去你多少精力。你若能将爱表达得感性一点，相信你会因此拥有一个更加和美的家庭港湾而感到精神百倍！

用幽默来点缀浪漫

经常听到有人抱怨："我那口子不活泼，弄得家里一点情调都没有！"其实这情调就是幽默轻松的气氛。这一点，对一个家庭来说的确很重要。

其实，夫妻关系是最适宜于制造幽默的人际关系，夫妻间地位平等，不用戒备和提防，也不用太讲究什么礼教，稍微留心一点，就会发现家庭生活中有制造幽默的丰富素材。懂得幽默的人回到家里绝对是轻松自如、自由自在的，因为他懂得用调侃来点缀浪漫。

一天，一个公司职员被安排临时加班。等到做完工作回到家，妻子已经就寝了。他看到桌上有一张纸条，上面写着："饭菜在微波炉里，啤酒在冰箱里，我在被窝里。"

这位丈夫为工作忙了一整天，肯定十分疲倦。但是妻子俏皮的留言却像一阵清风一样沁人心脾。他的脸上肯定会露出笑意，也会被妻子这温馨可人的话语所打动。

在大多数的夫妻中，多数人都属于平凡的小人物，他们所关心的，无非自家的衣食温饱问题。一般来说，夫妻闲聊的话题，也多以生活中琐事和细节为主，但如果能在这些问题中加进去一些幽默的元素，夫妻之间就能更好地相互沟通，传递爱意，相处得更加融洽。

丈夫下班回家，一进家门便看到了桌上放着的大蛋糕，便问妻子是何缘故。

妻子说："哦！你不记得了吗？今天是你的结婚纪念日呀！这是我特意为你定做的。"

丈夫很感动，但又有愧于自己的粗心大意，于是俏皮地对妻子说：

"谢谢，等你结婚纪念日的时候，我要买个更大的蛋糕来，好好为你庆祝
一番。"

既然是夫妻，那结婚纪念日就必定是在同一天，又怎么会生出两个呢？
很显然，丈夫在这运用了调侃的语言来为自己的健忘进行掩饰，也是为了逗
妻子开心。这样，即使是没有得到礼物的妻子，也会为丈夫的风趣而开怀一
笑，不再觉得落寞了。

大千世界，男女结合是一段美丽的缘。正如歌中所唱："多少男男女女
相聚分离，遇见你是千万分之一，哪怕时空拉开我们的距离，我只想和你在
一起。"当初，两个人因为相互的吸引走到了一起，那么就要用心去维护
彼此之间的感情。而浪漫的情调则是维护感情的良剂，能让夫妻情意历久
弥新。

不要再为了婚姻生活的枯燥而苦恼不堪，家庭生活恰恰是产生和培养幽
默的最为广阔的沃土。只要你是一个有心人，就可以收集到丰富的家庭幽默
素材，从而成为营造浪漫情调的高手。

❦ 多给家人些时间

一位父亲下班回到家已经很晚了，很累并有点烦，他发现5岁的儿子正
靠在门旁等他。

"我可以问你一个问题吗？"

"什么问题？"

"爸爸，你1小时可以赚多少钱？"

"这与你无关，你为什么问这个问题？"父亲生气地说。

"我只是想知道，请告诉我，你1小时赚多少钱？"小孩哀求。

"假如你一定要知道的话，我1小时赚20美元。"

"喔，爸爸，我现在有20美元了，我可以向你买一个小时的时间吗？明天请早一点回家，我想和你一起吃晚餐。"

这个故事让人动容：时间可以换取金钱，也可以换取家庭的亲情和快乐。给家庭挤出些时间吧，因为有些东西是拿钱买不到的。

在我们这个世界，许多人都认为，家是一间房子或一个庭院。然而，一旦你或你的亲人从那里搬走，一旦那里失去了温馨和亲情，你还认为那儿是家吗？对名人来说，那儿也许已是故居；对普通人来讲，只能说曾在那儿住过，那儿已不再是家了。

在这个世界上，家是一个充满亲情的地方，它有时在竹篱茅舍，有时在高屋华堂，有时也在无家可归的人群中。没有亲情的人和被爱遗忘的人，才是真正没有家的人。

生活中，我们常常听见有人说，"等我有钱了，一定要让我爸我妈过好日子，让他们去旅游，让他们……"但是，又有几个人想到这样一句古话"树欲静而风不止，子欲养而亲不在"呢？

很多人都有这样的经历：父母为了把我们养大成人，舍不得吃，舍不得穿，千方百计地保证我们的开支。斗转星移，当年的孩子步入工作岗位了，他要结婚，要买房，要给孩子攒学费……在这样那样的忙碌中，他忽视了远在老家的双亲。也许，他还在想：等我再有些钱，就请他们上大饭店好好吃一顿，让他们出去旅游……然而在你去攒这些钱的过程中，忽然有一天，你发现这些钱已无法再花费出去了……这种痛，永远无法弥补；这种伤，永远无法愈合。

钱没有挣够的时候，但人的生命却有尽头。请在给予家人爱时，不要再给自己寻找等候的理由。

好心情来源于生活

人们会为了许多事情而发笑。调侃常常会给人带来欢乐，但惹人发笑并不是调侃的唯一目的，它更多的是在于让人们笑过之后得到深刻的哲理和启迪。调侃不等同于开玩笑，它的趣味到底来自哪里呢？其实，调侃的趣味就来源于生活。

有一次，文森特走到咖啡出售机前，丢进硬币，按了按写着"咖啡、糖和牛奶"的按钮。

这时，他突然意识到货架上没有杯子了，望着汩汩流出的咖啡，他说："天哪！这就是全自动化。这该死的机器不仅给你咖啡、糖和牛奶，它还帮你喝了呢！"

面对这样的状况，大概不少人都会感到气愤，或者满是抱怨。而诸如文森特一样善于调侃的人则不会为这样的不愉快而生气，而是以调侃代之。调侃的趣味正是来自这样豁达的人生态度和为自己解忧的健康理念中。

有一位读书人当了新郎仍然保持读书到深夜的习惯，妻子满腹怨气。一天，她对丈夫说："但愿我也能变成一本书。"丈夫疑惑不解："为什么？""那样你就整日整夜把我捧在手上了。"丈夫顿时明白了妻子的用意，打趣地说："那可不妙，要知道，我每看完一本书，都要换新的……"

这位丈夫的巧妙解释，不仅表达了他对书的爱好，更表达了他忠于妻子的感情。可见，生活中无处不幽默，到处可调侃。

生活中，我们每个人都站在自己的人生舞台上，任何时间、任何地点，你都无法掩藏自己的喜怒哀乐。生活中的每一天，我们都可能遇到令人尴尬的事。那么，如何处理这些意外的事情呢？是恼羞成怒，还是用调侃的语言轻松地将之化解呢？两种处理方法显然将会导致截然不同的效果。

交响乐团在排练斯特拉文斯基的《春天的典礼》的最后一章，指挥向大家讲述他对音乐各部分的理解，他这样说："柔和优美的圆号象征着奔逃的农家少女，而响亮的长号和小号则代表着追逐她的野人。"

当他举起指挥棒让音乐继续时，从圆号区飞过来一句，"那么，您不介意我们把某一部分演奏得快一些吧？"

一句轻松的调侃消除了排练的紧张与辛苦，令彼此之间盈溢着笑声，真是其乐无穷！

鬓发斑白的影坛老将雷利拄着拐杖，步履蹒跚地走上台来，很艰难地在台上就座。看到这样一位老人，让人很自然地为他的身体担心。所以主持人穆哈米开口问道："你还经常去看医生？"

"是的，常去看。"

"为什么？"

"因为病人必须常去看医生，这样医生才能活下去。"

此时，台下爆发出热烈的掌声，人们为老人的乐观精神和机智语言喝彩。

主持人接着问："你常去医药店买药吗？"

"是的，常去。这是因为药店老板也得活下去。"

台下又一阵掌声。

"你常吃药吗？"

"不。我常把药扔掉，因为我也要活下去。"

主持人转而问另一个问题："夫人最近好吗？"

"啊，还是那一个，没换。"

台下大笑。

主持人与演员的对答几乎句句"带彩"，在这样热烈活泼的气氛中，观众是不会疲倦的。

其实，调侃不仅仅是存在于舞台上、剧场中，生活中到处充满着幽默和调侃的素材，只是你是否能发现它。

幽默趣味的来源地有很多，但无论哪种来源，都离不开生活，离不开人们开朗乐观的思想和豁达、大度的生活态度以及对生活的深刻感悟与智慧。

长辈对晚辈的幽默

当我们发现孩子担心我们使他受窘，更甚于我们担心他使我们受窘时，我们就知道他长大了。当孩子从视我们为无所不知无所不能，长大到以调侃幽默来对待我们，这是个可喜可贺的现象。这时候，我们也就可以用调侃的方式来和他们沟通了。

现代家庭中，年轻的夫妻往往把孩子交给爷爷奶奶、外公外婆来帮忙带。

某女士有四个孙儿女，经常被他们的父母送来交给她照管。她告诉儿子和儿媳说："孙儿们来，能带给我双重的快乐！"

"怎么说呢？"儿媳问。

"他们来了，我很快乐；他们走了，我也很快乐。"

上面这位女士，用调侃的方式含蓄地表达了她对儿子和儿媳自己不照看孩子，而总是把孩子送给她来照管的不满。家庭成员的角色中，岳母常常被塑造成某一种刻板类型，她们自己也深知这一点。

有一个女人，她的女儿刚结婚不久，并且是嫁到了外地。邻居中有人问她："你不打算去看看女儿和女婿吗？"

"不啊，不过我想等到他们生了小宝宝以后再去。"她戏谑地答道，"因为，我想外祖母要比岳母来得受欢迎吧！"

她运用自己的幽默，把自己的想法巧妙地表达了出来。要营造两代人之间和谐融洽的关系，首先得加强彼此之间情感的交流。有些做父母的为了在子女面前保持威严的形象，平时总是不苟言笑，更不用说向他们表达自己的爱意了，其实，父母应该告诉子女你爱他们。

1853年，戏剧家小仲马的话剧《茶花女》初演受到热烈欢迎。小仲马打电报给当时流亡在布鲁塞尔的父亲大仲马时说："真是巨大的成功！就像我看到你的最好作品初次上演时所获得的成功一样……"

大仲马风趣地回答："我最好的作品就是你，我亲爱的孩子！"

大仲马是个很懂得用调侃表达自己的人，他直截了当地告诉了小仲马"你是我的骄傲"，这一下子就拉近了父子之间的距离，使父子感情进一步加深。长辈对晚辈除了运用这种平和的幽默方式外，还可以运用一种"打是亲、骂是爱"的幽默方式，这种幽默方式在日常生活中也是很常见的。

企业家艾科卡在里海大学读书时，成绩是800多个毕业生中的第11名，毕业后他如愿以偿地进入了福特公司工作。他父亲很高兴，看到他时说："你在学校读了17年书。瞧，念书考不上第一名的笨蛋，现在情况如何？"

父亲在笑骂中表现出对儿子现有的表现和成就的满意与自豪，以及对儿子的未来充满信心。父母对子女运用调侃的机会是很多的，关键是要有一种平等的观念和态度。父母对孩子拥有监护权，孩子有错要管教，但是关键还是在于让孩子明白事理，简单的打骂和训斥不但达不到教育的目的，有时还会伤害子女的自尊，引起他们的逆反情绪，就会更加不利于子女的成长和发展。这时候，我们可以运用幽默的方式对孩子进行教育。

一家人正在吃饭，儿子十分感慨地说："外国人就是比中国人更文明，即使在使用餐具上也能体现出来。外国人用的都是金属刀叉，而我们却用两根竹筷子，明显缺少分量。"

父亲听到这话很生气，但他没发火，他说："这个问题好解决。"然后，他拿起夹碳用的火钳，一把塞给儿子说："给，用这个吃，这也是金属

第六章　好心情让家庭更和谐

123

的，分量也够！"

这位父亲没有直接训斥儿子崇洋媚外，而是巧用调侃进行曲意的批评，这样更易于使儿子接受。很多时候，长辈对晚辈的调侃还带有溺爱色彩。无论通过怎样的方式，长辈对晚辈的幽默总是能表达出一种深切的爱。

晚辈对长辈的幽默

一般的家庭可能由两辈人组成，核心家庭中可能只有一对同辈人，也就是夫妻，但是较大的家庭则有可能有两组三辈人或三辈以上的成员组成。这时候，同辈之间或者长辈对晚辈运用调侃的情况较多，但晚辈也可以通过适当的方式对长辈进行调侃。

有一位画家，总希望儿子继承他的事业。他要儿子学习画画，可儿子另有志向。时间长了，父子间总有磕碰。一直到儿子16岁．父亲还是固执地强迫儿子这样做，儿子苦不堪言。

这天，儿子拿着一张白纸交给父亲，说已经画好了。父亲不解地问："你的画呢？"

"爸，在这张纸里，你可以看到一匹马，它正在吃草。"

"草在哪儿？"

"给马吃光了。"

"那马呢？"

"草吃光后，它就走了。"

画家笑了，从此不再让儿子学画画。不在沉默中爆发，就在沉默中死亡。试想，这个儿子如果把对父亲的不满强忍在心里，久而久之，会积累成怨恨，父子关系肯定崩溃；而如果儿子采取过于激烈的反抗，也会导致父子不合。所以，晚辈对长辈的适变的幽默有助于双方的沟通和互相理解。

一天，妈妈让儿子把他的女朋友叫来吃晚饭，儿子见菜少，不肯去。此时，妈妈从冰箱里拿出刚从超市买来的德州扒鸡，儿子马上就要骑车前往女友家去叫人。他妈妈问："怎么主意变得这么快？"儿子说："妈，这叫随'鸡'应变嘛！"

上面这个小幽默故事，体现出母子关系的融洽。家庭成员多有血缘关系，这种血缘关系是血缘爱的存在基础，家庭幽默也总是以这种血缘爱为形成源的。

孙子对祖母做的包子很爱吃，但对她焖的米饭很失望。他幽默地对祖母说："奶奶，您做的包子馅多，好吃，一看到它我就流口水。"他的祖母听了以后很高兴地说："那是啊，你奶奶做包子可是有几十年的工夫了。"孙子接着说："奶奶，您焖的米饭更好，可以起个好听的名字叫'三层饭'。"老人不懂什么是"三层饭"，孙子笑了："上面一层烂，中间一层生，底下一层焦，这不正好是'三层'吗？"祖母笑着对着孙子的手心打了一下："你这张小嘴，还笑话我呢。"

这段对话，既富有生活气息又增进了祖孙之间的感情。诚然，长辈与晚辈由于出生时代不同，在年龄大小、知识结构上也存在差异，对事物的看法总是不一致的，有时候长辈的思想也可能确实跟不上时代。晚辈看长辈，不能认为长辈迂腐可笑、啰里啰唆、思想僵化。当晚辈不理解长辈的意思，不同意长辈的看法时，要善于运用调侃幽默的方式表达不同的意见。但不管怎样，要处理好和长辈的关系，首先要有一颗尊敬长辈的心。

🌿 过出平淡中的情趣

有的人在结婚时对婚姻生活有一种新鲜感，对过家庭生活很有热情，俗语说就是很有"心气"。但日子久了，新鲜感消逝，总觉得日子都一个样，今天像是昨天的翻版，明天就是今日的复制，找不到生活的鲜活感，变得机械，甚而麻木。见诸网络的关于家庭生活的讨论中，经常有这样的题目，比如"生活的激情哪里去了？""机械程式的日子使人麻木"，等等。在这种心态下，本来平淡的日子就会过得更没意思，过得提不起精神来。实际上，生活虽然平淡，但仍然是能够在平淡中过出情趣的，这主要看对生活采取什么样的态度。

在家庭生活中，有的人把生活看得太过于实在，完全把自己局限于具体的生活事务中，有意无意地挤掉了可以存在的一些情调。妻子的生日到了，丈夫兴冲冲地买了一束鲜花献上，可妻子却怪丈夫买花太贵，责怪丈夫为什么不用买花的钱去买一些肉食蔬菜。一句责怪，就可能浇灭丈夫的热情，浇灭本该有的一点浪漫。事情不大，如果接二连三地出现，丈夫哪还有兴致去搞可以制造情趣的浪漫呢？

而有的夫妻则在共同营造这种气氛，努力使婚姻生活保持长久的鲜活。

有一对夫妻每过一段时间就像恋爱时一样到当初经常见面的地方约会。女的会在家精心打扮一番，男的则从单位下班后直接赴约。每次约会都使他们感到一分惊喜，重温往日的柔情。他们说，这样做使他们在平淡的生活中，依然能感受到令人陶醉的情趣。

如果消极、被动地适应漫长的婚姻生活，你就无论如何也没法感受生活的情趣，只有以积极、主动的态度，达观的姿态面对生活，你才能使日子常过常新。当然，每个人追求的情趣是不一样的，因为每个人的禀性、兴趣、爱好都不同，但是只要有心，你就总能找到自己所希望的那份心情，在平淡，甚至单调、枯燥的日子里，创造出鲜活的亮色。

把爱情落实到具体的生活中去，使之天长地久。

缓和家庭气氛的金玉良言

幽默是家庭生活中的必备品，是缓和家庭气氛的金玉良言。作为家庭的一分子，我们有责任幽默起来，让家庭生活变得更轻松，更有意义，让亲人因为感受到我们的爱和关怀而更加幸福。

但是，很多人的观念中存在这样一个误区：幽默调侃是对外的，是社交场上不可缺少的因素，至于自己人，特别在家里，幽默就变成了画蛇添足。其实，家庭就是一个小社会，自己人之间也需要包括调侃在内的各种调剂。

一天，一个男子实在忍受不了妻子的一本正经、不苟言笑，逃出家门，投宿旅店。服务员为他开了房间，并说："我们这里服务周到，会有一种家的感觉。"

这名男子一听，大声喊道："天哪，快给我换个房间吧！"

虽然，中国传统观念提倡夫妻相敬如宾，但如果所有家人在一起的时候，都客客气气的，那么这样的生活也就味同嚼蜡，太没生气了。

我们有理由相信，上述事例中的那个男子的家庭一定既不温馨也不快乐。家庭中的调侃不可忽视，爱使得家庭生活变得可爱，调侃使得我们能充分享受家庭之爱带来的幸福。

一般认为，家庭关系的症结在于家庭成员之间是否互相关心、了解和领悟对方的意思。因此，聪明人多能正视双方的不同，以相互开玩笑的方式来表达爱和关怀，他们以调侃的方式对待彼此的不同。

一个好吃的丈夫批评妻子的菜做得不好。

妻子就对他说："你不妨多看看食品广告，那些广告看起来都是香喷喷的。"

妻子并没有直接说出：那些你认为好的东西都离你很远，有我给你做饭吃，让你不至于饿肚子就已经很好了，这才是实在的。而是以调侃的话语传达了对丈夫的爱，含蓄地表达了这样一个意思。

有一个丈夫嫌妻子的性子太急。妻子对丈夫的观点表示赞同地说："所以我现在才会为那么早就结婚感到遗憾呀，迟一点的话，我想我会找到一个不会嫌弃我的丈夫。"

妻子这样说，不仅避免了夫妻之间可能出现的不愉快，还幽默地点醒丈夫，她需要的是丈夫的疼爱，而不是没完没了的教训。

家庭应该是温馨的港湾，夫妻之间的交流应该是轻松愉快，推心置腹的。调侃能帮助我们在爱与幸福之间搭建一座桥梁。试着换一种状态去生活，家庭也可以变成培植幽默的沃土。

一对沟通畅快的男女朋友，在他们的关系已经发展到亲密无间的程度的时候，经过慎重考虑他们决定结婚。但婚后的生活却不像想象的那样愉快。随着时间的推移，他们之间的争吵也变得越来越频繁。

为了缓和夫妻间紧张的关系，在又一次吵架过后，丈夫对妻子说："如果当年你真爱我，你就应该嫁给别人。"

生气的妻子，忍不住被丈夫的调侃逗笑了。

其实，调侃不光能消除隔阂，还可以将矛盾遏制在摇篮内，使生活之轮平稳地向前移动。

丈夫说："你说话的样子真像个白痴！"

妻子说："是吗？那我们就有共同语言了。"

妻子说："你是个骗子，婚前你不是说我说话的样子像天使吗？"

丈夫说："对。"

妻子气愤地说："那为什么现在你又这样说我了呢？"

丈夫笑着说："嘿嘿，亲爱的，你应该为此感到高兴才对，现在我头恼终于正常了。"

说到家庭成员，就不能不提孩子，孩子总是家庭乐趣的制造者。小孩子似乎很小就学会了用幽默来沟通，学会了轻松地面对自己。

"你妈妈有没有告诉你有关她的什么新变化？"

"哦，她说她的变化情况绝对保密。可笑的是她除了一天比一天胖以外，什么变化也没有。"

小孩子是天真无邪的，他们偶尔会冒出一些使人吃惊的幽默，或纯真的智慧闪光。

一位刚进公司的员工在工作中出了点小差错，很担心被解雇，最后却平安无事，得以续约，全家庆贺了一番。这天，正好是儿子学期的最后一天。

儿子喊叫着进了家门："爸爸，这是我的成绩单。"

爸爸很高兴："每科应该都及格了吧？"

"和您一样，爸爸，"儿子自信地道，"老师说我要再重读一年。"

夫妻无疑是家庭的核心，夫妻和谐是家庭幸福美满的基础。父母与子女之间也不仅是板着面孔的严肃与恭敬孝顺的对应。幽默与相敬如宾并不绝对矛盾，情意绵绵中的幽默更是不可或缺，至于缓解别扭、消除误会，更是幽默的特异功能。

没有幽默的家庭往往缺少欢声笑语般的幸福。适宜的调侃，会使家庭运行得越发顺利，让家中洋溢着愉悦的气氛。

🌿 和孩子们一起笑

幽默，是生活的调味剂，更是一种智慧。对于孩子而言，教会了他们幽默，也就是教会了他们快乐面对挫折和失败的本领，以及与人相处的能力。让孩子多一些发自于内心的笑声，这不仅仅是他童年的愉快体验，更是形成美好人格的必要因素。

思想叛逆和寻找快乐都是孩子的天性，孩子会拒绝眼里的批评，但绝不会拒绝笑声。在教育孩子时，家长如果能经常想到寓教于乐，再顽皮、固执的孩子也会发生改变。

爸爸平时很忙，难得有时间帮助女儿听写单词。

那天，爸爸帮女儿听写单词，为女儿期末考试做最后的查缺补漏。女儿没写出来的单词，爸爸要求她抄10遍。女儿感到很委屈，哭了起来。

爸爸虽然很生气，但是他知道生气也没用，于是站在女儿的立场，说了这样一句幽默的话："这心里是洼凉洼凉地啊！就算俺丧尽天良令人发指，让你多写几个，你也不至于肝肠寸断啊！"

女儿听后破涕为笑，之后把几个写不出来的词记住了。

没有孩子不喜欢开心。如果你本身是个幽默的家长，能和孩子在一起调侃、逗笑，那你的孩子实在幸运，因为他会生活在一个快乐的氛围里。

鲁迅是善于调侃的大家。有一次他与兄弟在一起聊天时，旁边的侄子注意到了他们兄弟两人长相的差异，于是就好奇地问道："伯伯，您的鼻子怎么是扁的啊？"

鲁迅听了，哈哈大笑，随即回答说："是啊，那是因为我经常碰壁，时间久了，我的鼻子就被碰扁了。"这句话逗得大家哈哈大笑起来。

身为家长，如果你经常制造一点幽默，孩子会感到你是一个有趣的人，跟你相处会非常轻松。而且，小孩子似乎很小的时候就学会了以幽默来与别人沟通，或借此达到目的。如果你的孩子经常会说一些令人开怀大笑的"傻话"，你应该鼓励孩子，从小就培养起他的幽默感。

父亲十分气恼地对小女儿说："你不是答应我要安静的吗？我不是跟你说好，你不安静的话就要挨打吗？"

"是的，爸爸，但是我没遵守我的诺言，因此你也不用遵守你的诺言！"小女儿俏皮地答道。

父亲教儿子学算术："一加一是多少？"

儿子："不知道！"

父亲："是两个，笨蛋，知道了吗？"

儿子："知道了！"

父亲："那么，我和你，加起来是几？"

儿子："是两个笨蛋。"

一位父亲教育自己的孩子说："你应该好好地学习呀！你知道吗？林肯在你这个年龄的时候，是班里最好的学生。"

孩子说："是啊！可我知道，林肯在你这个年龄的时候，已经是总统了。"

教师在课堂上提问："这是一幅世界地图，谁能指出美洲在哪里？"

尼克走到地图前，指出了美洲在地图上的位置。

教师又问："好，孩子们，告诉我，谁发现了美洲？"

孩子们异口同声地回答："尼克！"

另外，我们还可以从孩子的新观点上，来获得幽默力量。很多时候，孩子的幽默也能帮助我们看清自己的缺点，从而及时地改正错误。

周末，父子两人结伴到森林里露营。

"怎么样，这次露营很有趣吧？"父亲问。

"是的，爸爸。"儿子说，"只是下次，我们是不是把妈妈和番茄酱一起带来？"

幽默犹如心灵中奏响的一支欢快的舞曲，心灵的脚步合着节拍跳着轻快的踢踏舞，整个身心充满朝气而富有阳光。这就是幽默的魅力，它是一种心灵的快乐和精神的享受。经常给予孩子幽默的熏陶，和孩子一起笑会使孩子形成健康的心态，使孩子的语言具有亲和力。当孩子因为幼稚而说出幽默的话时，你不应该认为孩子幼稚，而应该对孩子："你真可爱。"

一位父亲带着儿子到剧场去听音乐会，一位女高音歌手正唱着一首热情奔放的歌曲。

"爸爸，为什么那个男人要用棍子吓那个女的呢？"

爸爸哈哈哈大笑起来，说："儿子，你真幽默，把我乐坏了。"

儿子感到很纳闷，忙问："你为什么这么说？"

爸爸说："实际上，那不是吓唬，那是指挥乐队演奏。"

儿子一本正经地质问："既然不是吓唬，那为什么她叫得这么响呢？"

爸爸又哈哈大笑起来……

幽默的气质有助于调节孩子的情绪，以轻松的心情面对五彩缤纷、千变万化的生活。孩子们的心理承受力和情绪控制力都比较差，很容易产生不安等负面情绪。如果孩子富有幽默感，他就能很好地调节自己的情绪，以乐观的态度面对生活。这能不断提升孩子的自我心理承受力和意志力，对孩子的人生成长有着重要的作用。

所以，为了孩子能健康、快乐地成长，别总是一副严肃的表情。学着和孩子共同培养自己的幽默感，同他们一起放声大笑吧！

🌸 为女人开心支着

在家里，不要让丈夫做恶人。不要对孩子说："等爸爸回来打你一顿。"也不要说："就算我答应你，爸爸也不会。"

不要向丈夫唠叨，老是提出自己的问题。

假使要他做的事情很麻烦，就弄点好菜给他吃，替他买一件新上衣穿。

当初你怎样使他爱上你，现在不妨再迷住他。

他在聚会中唱歌或扮小丑，不要嘘他。

不要老是告诉他，他已经年纪大了，这件事或那件事不能再做了。

睡觉的时候，脸上不要涂太多的面霜。

假使他总是热情洋溢，得寸进尺，不妨间或如法回敬他一下。

送给他的礼物要自己付钱——不要买一件礼物给他，又挂他的账。

不要老是问他："你爱我吗？"

他说爱你的时候，要相信他的话。

在滚滚红尘中，我们相识了，相爱了，我们不希望永远独自漂泊，于是我们一起上了婚姻的船。

学会在婚姻里充耳不闻

露丝和男友恋爱四年后结婚。婚礼当天早上，露丝在楼上做最后的准备，母亲走上楼来，把一样东西慎重地放到露丝手里，然后看着露丝，用从未有过的认真对露丝说："我现在要给你一个你今后一定用得着的忠告，这就是你必须记住，每一段美好的婚姻里，都有些话语值得充耳不闻。"母亲在露丝的手心，放下的是一对软胶质耳塞。

正沉浸在一片美好祝福声中的露丝感到十分困惑，更不明白在这个时候，母亲塞一对耳塞到她手里究竟是什么意思。但没过多久，她与丈夫第一次发生争执时便一下明白了母亲的良苦用心。

"她的用意很简单，她是用她一生的经历与经验告诉我，人在生气或冲动的时候，难免会说出一些未经考虑的话；而此时，最佳的应对之道就是充耳不闻，权当没有听到，而不要同样愤然回嘴反击。"露丝心里想。

但对露丝而言，这句话产生的影响绝非仅限于婚姻。作为妻子，在家里她用这个方法化解丈夫尖锐的指责，修护自己的爱情生活。作为职业人，在公司她用这个方法淡化同事过激的抱怨，优化自己的工作环境。她告诫自己，愤怒、怨憎、忌妒与自虐都是无意义的，它只会掏空一个人的美丽，尤其是一个女人的美丽。每一个人都有可能在某个时候说一些伤人或未经考虑的话，此时，最佳的应对之道就是暂时关闭自己的耳朵——

"你说什么？我听不到哦……"露丝凭这一句话，在爱情与事业中获得了双丰收。

爱情像一笔存款，相互欣赏是收入，相互摩擦是支出，相互忍让是节约。

大事化小，小事化了

婚姻是需要双方来维护的，只有彼此信任与坦诚、深入地沟通才能持久，相互治气并不养家，更不能因一个小小的误解而断送美满的婚姻前程。

小张和阿芳结婚四年了。四年来，他们经常为一些鸡毛蒜皮的小事吵吵闹闹。

这天阿芳回娘家，小张下班回来发现钥匙弄丢了，进不了门。他怕被妻子责怪弄丢钥匙，于是跟妻子借口加班要晚点回家。

等妻子到家，小张也回来了，他知道小抽屉里还有一把备用的钥匙，他拉开小抽屉，可钥匙却不见了。小张就问："阿芳，小抽屉里的钥匙呢？"阿芳不高兴地说："我把钥匙给我父亲了。怎么，这你也要管？怕我父亲开门来偷东西？你放心吧，我父亲不是贼。"小张本来想告诉妻子说自己今天丢失了钥匙，可听到妻子一开口火气就这么大，就懒得说了。

阿芳的嘴爱说话，把小张追问钥匙的事告诉了母亲。阿芳的母亲赶紧对丈夫说："老头子，你快点把钥匙还给小张，万一他家里丢了什么东西，你跳进黄河都洗不清。"阿芳的父亲生气地说："我要他的钥匙是为了送米给他的时候方便进门，谁偷他的东西啦？"

不过，阿芳的父亲还是把钥匙还给了小张。从此以后，他不再送米给女婿了。阿芳的父亲心中愤愤不平，一见到熟人就把他送米给女婿反而被女婿当成贼的事讲一遍，讲完后总是叹气说："唉，我真是瞎了眼，把女儿嫁给这么缺德的人。"

不久，阿芳父亲的话传到了小张的耳朵里，他气呼呼地质问阿芳的父亲："你怎么骂我缺德？"阿芳的父亲说："你就是缺德！我当初让阿芳嫁给你真是瞎了眼。"小张说，"嫁错可以离婚嘛！"阿芳的父亲说："离就离！"

阿芳却不想离婚，她拉住小张的衣袖说："如果你改正，我愿意跟你过一辈子。你快向老爸认个错吧。"小张说："你们把污水泼在我身上，还要我认错，岂有此理？"阿芳生气地说："你不要抵赖了，现在谁不知道你把我父亲当成贼？"小张说："算了算了，我怕你，我走。"

离婚后，小张和阿芳才想：到底为什么离婚呢？好像只为一把钥匙，又好像为了很多。

大部分危害到婚姻生活的不幸福，都起源于对小事的疏忽。夫妻之间的快乐，是非常细致的结构，绝不可以粗率地处理；它是株敏感的植物，它甚至受不了粗重的触摸；它是朵娇贵的花，漠然会使它冷却，猜疑则使它枯萎，必须淋以温柔的情爱，借亲切欢乐的光辉而开放，并以牢不可破、坚不可摧的信心之墙为其守护。

好心情，让家庭充满关爱

如果说家庭生活就像一碗汤，家庭之爱像汤里的盐，那么幽默就是这碗汤里的胡椒粉。对追求家庭美满幸福的人来说，汤里的胡椒粉是绝对不能少的。因为放了胡椒粉的汤肯定比没有放的味道更美更鲜，就像有了幽默感的家庭会更加和睦美满。

当然，在家庭中，调侃的方式很多，调侃的时机更多，比如，我们可以采用调侃的方式向亲人表达关怀。很多时候，因为过于熟悉，使得我们往往容易忽略自己身边的亲人，认为他们心里知道自己一定是爱他们的，再表达出来似乎是一件多余的事情。其实，爱不只是要放在心里，同样要说出来。

如果在家庭中，缺少了彼此之间的关爱，那哪里还有家庭的温馨可言呢？不要再为忽略制造借口，现在就开始借用调侃，向你的亲人表达关怀吧！

有一天，丈夫一大早要出门上班，临行之前的给妻子留言，丈夫这样写道：

"天气预报说今天天气晴好，可能是虚假广告。今天天亮时有雷声，估计天公会开动生产雨水的流水线。所以，我把咱们家的小折叠雨伞，放在了你的包里。"

当妻子撑着折叠伞走在雨中的时候，一定会感到丈夫的关怀、体贴。

这样的故事无不启示着我们要加强亲人间的互动。随着生活节奏的加快和人们时间观念的加强，无论是夫妻还是其他亲人，工作都很忙，在一起的时间少了，如果彼此之间不加强交流，久而久之就会出现一些不必要的问题。不妨如法炮制，给亲人写一些满含趣味的留言，或者说上几句风趣而又温暖的话语，把对对方的爱和关心用调侃的方式表达出来。

如果你是一个为人妻、为人母的女人，总是抱怨家务永远做不完，老公粗心大意，孩子不太听话，那么你将永远无法从痛苦中解脱出来。而如果你能用调侃的方式来处理生活中的细小家事，用幽默来关怀亲人，那么，你的收获是百句抱怨都无法比拟的。

一天，丈夫穿了件崭新的白上衣外出，没想到遇上瓢泼大雨，全身淋乏了不说，上衣还溅上了很多污泥，成了一个又脏又黑的落汤鸡。

丈夫回到家后，在门口，看门狗对着男主人狂吠不止，并扑向他。丈夫气急败坏，正想拿起一根木棒打它时，妻子出来说："算了吧，别打它。"

丈夫生气地说："这条狗真可恶！连我也认不出来了。"

妻子说："亲爱的，你也要设身处地为它想想，假如这条白狗跑出去变成一条黑狗回来，你能认得出来吗？"

丈夫听到妻子亲昵的调侃，本来沉郁的心情，马上云开雾散，哈哈大笑起来。其实夫妻二人都知道，妻子把丈夫比做了狗，但这并不是嘲讽他，只是用这个小小的幽默来表达对丈夫被雨淋了的关心。丈夫当然不会怪她，反而会被这种调侃逗笑，在妻子深情的关怀面前，丈夫被雨淋最落汤鸡的不快也会化为乌有。

家庭中，难免有人会做错事情，比如衣服熨焦了、饭菜烧煳了、打碎了碗盘等。这时候，他们已经够自责的了，如果我们再责备他们，他们一定会很难过。所以，我们需要的不是唠叨和责备，而是谅解和安慰。这样不仅能让亲人体会到来自我们的关怀，而且还可以平复其失落的心情，化沮丧为喜悦。

一对结婚十多年的夫妻，一直以来都是妻子煮饭。今天，妻子煮了生平最难下咽的一餐饭菜：菜烂了，肉焦了，凉拌菜没有一点咸味。看着丈夫坐在饭桌旁默默地咀嚼着，妻子一言不发，但心里很自责。当妻子站起身要收拾碗碟时，丈夫却突然把妻子拦腰抱起。

妻子不知所措："这是怎么一回事？"她有些吃惊。

"哈！"他答，"今晚这顿饭跟你做新娘子那天煮得一模一样，所以我要把你当新娘子看待。"

丈夫这一番调侃所表达的爱和关怀胜过没头没脑的责备。调侃让妻子品味出浓浓的爱意，感受到无比的幸福。

家庭更应该是欢乐的海洋，我们要竭力避免那些在家庭中制造不和谐的小风小浪，为维持家庭和睦，缓解家庭成员之间的矛盾，更应该多多地用调侃向亲人表达关怀，让调侃成为家庭中必不可少的"调解员"。

我们应该让调侃为你的家庭幸福增添色彩，自己也要为亲人的快乐尽心尽力。没有了调侃的点缀，家庭生活会显得漫长和平淡，日子会变得单调而乏味。要知道，亲情需要诠释，关怀需要表达。借助调侃我们能让自己所爱的人在会心一笑中感受到浓浓的爱意和温暖的幸福。

CHAPTER 07　第七章

好心情使人际关系更好

每天都想想，怎样才能让别人心情舒畅？这样，好心情就会回馈到你的身上，使你远离痛苦与烦恼。

当别人的心情好时，你也将在别人的好心与善待中得到一个好心情。

你一定有过这样的经历，当你以微笑示人时，你得到许多人的微笑。你给人以欢乐，欢乐便围绕着你。

情绪具有辐射性，亦具有反射性。

让自己保持快乐的心境，不仅仅是一种内涵，更是一种处世哲学。正如诗人曼殊所说的："在快乐的日子里，人们变得比较聪明。"

一个主管，如果性情粗暴乖戾，每次走进办公室，先对员工们发一通牢骚，甚至是一顿火，本来心情愉悦的员工们，马上情绪低落，无精打采。相反的，假使这位主管一边吹着口哨一边迈着轻快的步伐走进门，很高兴地和同事打招呼，那么，这种心情也会感染别人，整个办公室便会显得生机盎然。

我们不管身在何处，都可以改变别人的心情。你给人家什么，人家就回敬你什么；你释放出美满，得到的一定是幸福。

只要你微笑，世界也是开心的、融洽的、和谐的。

敞开心扉去接纳

　　我们每个人心中都有一座美丽的大花园。如果我们愿意让别人在此种植快乐，同时也让这份快乐滋润自己，那么我们心灵的花园就永远不会荒芜。

　　贝尔太太是一位有钱的贵妇人，她在亚特兰大城外修了一座花园。花园又大又美，吸引了许多游客，他们毫无顾忌地跑到贝尔太太的花园里游玩。

　　年轻人在绿草如茵的草坪上跳起了欢快的舞蹈；小孩子扎进花丛中捕捉蝴蝶；老人蹲在池塘边垂钓；有人甚至在花园当中支起了帐篷，打算在此度过他们浪漫的盛夏之夜。贝尔太太站在窗前，看着这群快乐得忘乎所以的人们，看着他们在属于她的园子里尽情地唱歌、跳舞、欢笑。她越看越生气，就叫仆人在园门外挂了一块牌子，上面写着：私人花园，未经允许，请勿入内。可是这一点也不管用，那些人还是成群结队地走进花园游玩。贝尔太太只好让她的仆人前去阻拦，结果发生了争执，有人竟拆掉了花园的篱笆墙。

　　后来贝尔太太想出了一个绝妙的主意，她让仆人把园门外的那块牌子取下来，换上了一块新牌子，上面写着：欢迎你们来此游玩，为了安全起见，本园的主人特别提醒大家，花园的草丛中有一种毒蛇。如果哪位不慎被蛇咬伤，请在半小时内采取紧急救治措施，否则性命难保。最后告诉大家，离此处最近的一家医院在威尔镇，驱车大约50分钟即到。

　　这真是一个绝妙的主意，那些贪玩的游客看了这块牌子后，对这座美丽的花园望而却步了。可是几年后，有人再往贝尔太太的花园去，却发现那里因为园子太大，走动的人太少而真的杂草丛生，毒蛇横行，几乎荒芜了。孤独、寂寞的贝尔太太守着她的大花园，她非常怀念那些曾经来她的园子里玩的快乐的游客。

篱笆墙是农家在房子四周的空地围起来的类似栅栏的东西，有的上面还有荆棘，不小心碰上会扎人。篱笆墙的存在是向别人表示这是属于自己的"领地"，要进入必须征得自己的同意。贝尔太太用一块牌子为自己筑了一道特别的篱笆墙，随时防范别人靠近。这道看不见的篱笆墙就是自我封闭。

自我封闭顾名思义就是把自我局限在一个狭小的圈子里，隔绝与外界的交流与接触。自我封闭的人就像契诃夫笔下的装在套子中的人一样，把自己严严实实地包裹起来，因此很容易陷入孤独与寂寞之中。自我封闭的人在情绪上的显著特点是情感淡漠，不能对别人给予的情感表达出恰当的反应。在这些人脸上很少能看到笑容，他们总是一副冷冰冰、心事重重的样子。这无形中在告诉周围的人：我很烦，请别靠近我！周围的人自然也就退避三舍，敬而远之。

她得到的后果是什么呢？在封闭自己的同时，也使快乐和幸福远离。打开你心灵的篱笆，让阳光进来，让朋友进来，你的心灵花园就永远不会荒芜。

人生的苦痛是无穷的，它具有各种各样的形式，但其中最可怜、最无可挽救的痛苦就是孤独。

得理要懂得让人

我们都常听到冲突的双方说辞："是你先开始的！"然后继续听下去，你可能也会听到："没错，但我那么做是因为之前你所说的话！"接着是："可是我那么说，还不是因为你先……"结果就没完没了。也许只是一件极为简单的小事，最后也能演变成严重的闹剧。

两辆的士狭路相遇，司机互不相让。

一阵争吵后，一个司机郑重其事地打开报纸，靠在椅背上看报。

另一个司机也不甘示弱，大声喊道："喂！等你看完后能否把报纸借给我？"

另有一对父子，脾气都很犟，凡事都不愿认输，也不肯低头让步。一天，有位朋友来访，父亲叫儿子赶快去市场买些菜回来。

儿子买完菜在回家的途中，却在狭窄巷口与一个人迎面对上，两人竟然互不相让，就这样一直僵持下去。

父亲觉得很奇怪，为什么儿子买个菜去那么久，于是前去察看发生了什么事。当这个父亲见到儿子与另一个人在巷口对峙时，就气愤地对儿子说："你先把菜拿回去，陪客人吃饭，这里让我来跟他耗，看谁厉害！"

想解开缠绕在一起的丝线时，是不能用力去拉的，因为你愈用力去拉，缠绕在一起的丝线必定会缠绕得更紧。人与人的交往也一样，很多人只知道"得理不饶人"，却不晓得"顺风扯篷，见好就收"的道理，结果关系缠绕纠结，常闹到两败俱伤的地步。

自嘲一下，为自己解围

俗话说：家丑不可外扬。其实，谁没有一点糗事呢。当别人发现了你的糗事时，你肯定会有一些尴尬，这时不妨自嘲一下，不仅可以为自己轻松解围，而且还能博得别人的一片笑声。

瓦尔特·雷利说："不论你想笑别人的哪一点，先笑你自己。"幽默作家罗伯特就主张以自己为调侃对象，或者说，笑话自己。运用这种方法，在生活中的各种场合，我们都可以发现笑料，引出笑声，为人们解除愁闷和紧张。长此以往，你就能获得一种幽默智慧，能够承受各种既成事实，更有信心去努力改善现状，也能够增加自己的亲和力。

有一位职员，上班时间趴在桌上睡着了，他的鼾声引起了同事们的哄堂大笑。他被笑声惊醒后，发现同事们都在笑他，有人道："你的'呼噜'打得太有水平了！"他一时颇不好意思，不过他立即接过话茬说："我这可是家传秘方，高水平还没发挥出来呢。"

在大家一片哄笑中，他为自己解了围。在幽默的领域里笑自己是一条不成文的法则，你幽默的目标必须时刻对准你自己。这时，你可以笑自己的观念、遭遇、缺点乃至失误，也可以笑自己狼狈的处境。

丈夫要出差半年，妻子半开玩笑地对他说："你到了那个花花世界，说不定会看上别的女人呢？"

丈夫笑了，调侃地说："你瞧瞧我这副尊容，猪腰子脸、罗圈腿、小眼睛、大鼻子、扇风耳，走到人家面前，怕是人家看都不看一眼呢。"

说得妻子"扑哧"一笑。

丈夫轻松随意的自嘲，隐含让妻子放心的意思。这比一本正经地发誓更富有诗意和情趣。

威廉对公司董事长颇为反感，他在一次公司职员聚会上，突然问董事长："先生，你刚才那么得意，是不是因为当了公司董事长？"

这位董事长立刻回答说："是的，我得意是因为我当了董事长，这样就可以实现从前的梦想，亲一亲董事长夫人的脸庞。"

董事长敏捷地接过威廉取笑自己的目标，让它对准自己，于是他获得了一片笑声，连发难的人也忍不住笑了。

幽默一直被人们认为是只有聪明人才能驾驭的艺术，而自嘲又被认为幽默的最高境界。由此可见，能自嘲的人必然是智者中的智者，高手中的高手。

一个人如果没有豁达、乐观、超脱的心态，是无法做到的。自以为是、斤斤计较、尖酸刻薄的人更是难以望尘莫及。自嘲不伤害任何人。你可用它来活跃气氛，消除紧张；在尴尬中自找台阶，保住面子；在公共场合表现得更有人情味。

生命就是回声，你给予什么便得到什么

一个小男孩受到母亲的责备，出于一时的气愤，他跑出房屋，来到山边，对着山谷喊道："我恨你，我恨你，我恨你。"

接着，从山谷传来回音："我恨你，我恨你，我恨你。"

这个小男孩很吃惊，百思不得其解。

过了一会儿，他的气消了，想起了母亲对自己的关怀，心里很后悔，于是他又对着山谷喊道："我爱你，我爱你。"

而这次他却发现，有一个友好的声音在山谷里回答："我爱你，我

爱你。"

生命就像一种回声，你送出什么它就送回什么，你播种什么就收获什么，你给予它什么就会得到什么。

你有这样的体会吗？这个社会上有一种人，在他看来仿佛所有人都在与他为敌，因此他对待别人也总是凶巴巴的、恶狠狠的，或者从来就不将别人当回事，只是当作他人生旅程上的工具。这种人不论他有多大的本事，最终都会遭到人们的唾弃。

人就应该有爱心，友善地对待每一个人，这也正是成功者的人生准则。

何必要多树立仇敌呢？友善从一开始就会使你显得大度、姿态高雅，就会使你生活的天地无比辽阔。如果别人对不住你，你还以友善待他，他自会对你有负疚感，说不定以后还会加倍补偿给你，这正是聪明人的方法。

我们要学会理解人、谅解人。愤怒和暴力只是外在的力度，只有友善才能感发人性的光辉部分，才能真正深入人的心灵。

心理学中有一条规律：我们对别人所表现出来的态度和行为，别人往往会对我们做出同样方式的反应和回答。

在与人打交道时，我们常常会发现自己的待人态度会在别人对我们的态度中反射回来。就如同你站在一面镜子前，你笑时，镜子里的人也会笑；你皱眉，镜子里的人也皱眉；你叫喊，镜子里的人也对你叫喊。

实际上，如果你事先就确认某人难以对付，则你很可能会用多少带有一些敌意的方式去接近他，而在心中握紧了你的拳头去准备战斗。其实当你这样做时，你就是设置了个舞台让他去表演，他也就被逼扮演了你为他设计好的角色。而如果你事先认为某个人是友好的，同样，你就会用友好的方式去对待他，在你的感染下，他自然也以友好的方式对待你。

友善会让你的朋友遍天下，让你的品质升华，也会让你的生命充满欢乐。

让寒暄变得愉快起来

一般社交性质的谈话，多半是应酬式的寒暄。有些性急的人不喜欢寒暄。他们觉得寒暄都是无聊的废话，他们不喜欢寒暄，也不屑于寒暄。他们不知道像这一类看来好像没有意义的话其实是有一定作用的，这是交谈的准备作用，就像我们在踢足球之前蹦蹦跳跳、伸手伸脚，做一些柔软体操或热身运动一样。

寒暄其实是人与人之间日常交流中的一个重要纽带。因为经常见面的熟人，不可能总是有很多要紧的话要谈。

但是过于一般的寒暄，常常使人觉得乏味。为增添寒暄乐趣，维护良好的人际关系，我们可以在寒暄的时候打破常规，注入幽默元素。

很多善于调侃的老年人很喜欢晚辈和他们开一些善意的玩笑。所以，当你刚出门就遇见老年邻居时，可以调侃地和他们寒暄一番，这样很容易就能和他们搞好关系。

一个大热天，小王赶早趁天气凉爽去公司上班。她刚出家门，就看见邻居刘大妈大清早就在树荫下练腰腿。她走过去神秘地对刘大妈说："大妈，这么早练功，不穿棉袄，小心着凉啊。"一下子逗得刘大妈哈哈大笑，笑着骂道："你这个鬼丫头！再不走你上班可要迟到了，现在都9点多了。"小王一听赶紧看看表，才刚8点。看到刘大妈在那里得意地笑才知道自己上当了。以后，每逢刘大妈看见小王都非常热情地和小王打招呼，逢人就夸小王聪明伶俐。

很多时候，新近发生的大事件会成为人们寒暄中的话题。大事件大都是大家关注的，人们可以从中找到共同语言，可以避免在寒暄中话不投机而导致尴尬。

前些年因为厄尔尼诺现象的影响，气候反常，快到夏天的时候人们还穿着毛衣。很多熟人见面后的第一句话就是："气候太反常了，都过了农历四月了，天还这么冷。"可是，有一个会调侃的汽车司机就不这么说，他见到同事李师傅的时候说："李师傅，这不又快立秋了，毛衣又穿上了。"他见到邻居张大爷的时候也会故意调侃地问："张大爷，您老也没有经历过这么长的冬天吧，到这时候了还这么冷。"恰好张大爷也是一个幽默的人，他笑着答道："是啊，大概老天爷最近心情不太好，老是板着一副冷面孔。"

每个时期都会发生一些公众注意、公众关心的事件，你可以利用它在寒暄中制造幽默的话题，让那些不经意的调侃为你的生活增添乐趣。

❧ 让赞美更能深入人心

在人际交往中，赞美别人非常重要。因为人人都喜欢听到别人的赞美，动听的语言可以轻松地打开一个人的心扉。但是，赞美也是要讲方法的，一点幽默一点调侃，可以让你的赞美更加深入人心。

可是，也不能盲目地赞扬别人，不然，别人就会把你看成一个十足的马屁精。赞扬一个人时，必须一本正经，从内心里抱着真实的信念去做。

从另一方面来说，被赞美者是否要接受别人的赞美，也必须视不同的场合而定，有时可以接受，有时则不宜接受。当你对别人很亲切，或者因为帮助了别人而受到赞扬或感谢时，你总是会感到难为情。不过，如果你是一位男士，你就必须接受下来，以此显示自己的果断和风度，婆婆妈妈地推辞反而会让别人看轻你。不过，接受别人赞美往往也很难做到很坦然，也难免会有尴尬之情，这时候，运用调侃的方式接受赞美就可以帮你减轻尴尬。

有一次，伊丽莎白女王巡幸到大法官培根的府邸。由于女王生活在宅深墙高的宫廷大院里，平时也多来往于达官显贵们奢侈华贵的住宅，当她看到简朴普通的大法官的宅第时，不禁惊叹道："你的住宅太小了！"

培根站在女王身边，仔细端详了自己的房舍后，耸耸肩说："陛下，我的住宅其实并不错，只是因为陛下抬举我，光临寒舍，才使它显得小了。"

轻松地一句调侃，既赞美了女王的尊贵，又使女王看到了自己简朴的品性。

可见，赞美也是一门学问，一项艺术。想要赞美别人又不让别人听着舒服，一定要把握好语言的分寸。多一些调侃，多一些幽默，你的赞美更能深入人心。

❧ 宽容他人就是善待自己

一位妇人同邻居发生了纠纷，邻居为了报复她，趁黑夜偷偷地放了一个花圈在她家的门前。

第二天清晨，当妇人打开房门的时候，她深深地震惊了。她并不是感到气愤，而是感到仇恨的可怕。是啊，多么可怕的仇恨，它竟然衍生出如此恶毒的诅咒，竟然想置人于死地而后快。妇人在深思之后，决定用宽恕去化解仇恨。

于是，她拿着家里种的一盆漂亮的花，也是趁夜放在了邻居家的门口。又一个清晨到来了，邻居刚打开房门，一缕清香扑面而来，妇人正站在自家门前向她善意地微笑着，邻居也笑了。

一场纠纷就这样烟消云散了，她们和好如初。

冤冤相报何时了？宽容他人，除了不让他人的过错来折磨自己外，还处处显示着你的淳朴、你的坚实、你的大度、你的风采。那么，你将永远拥有好心情。只有宽容才能愈合不愉快的创伤，只有宽容才能消除一些人为的紧张。学会宽容，意味着你不会再心存芥蒂，从而拥有一份流畅、一份潇洒。

在生活中我们难免与人发生摩擦和矛盾，其实这些并不可怕，可怕的是我们常常不愿去化解它，而是让摩擦和矛盾越积越深，甚至不惜彼此伤害，使事情发展到不可收拾的地步。

用宽容的心去体谅他人，把微笑真诚地写在脸上，其实也是在善待我们自己。当我们以平实真挚、清灵空洁的心去宽待别人时，心与心之间便架起了沟通的桥梁，这样我们也会获得宽待，获得快乐。

古人说："耳目宽则天地窄，争务短则日月长。"这意思是说，如果总是让自己听到的、看到的管得太宽，那么"天地"也会变窄小的；如果把张家长李家短的纷争处理得当，那么"人生的日子"就会变得有意义，就像是延长了寿命。

脚踏过紫罗兰，紫罗兰却将清香留在鞋底——这就是宽恕。

再苦再累，也要笑一笑

在不尽如人意的生活中，调侃能帮助你排解愁苦，减轻生活的重负。用调侃的态度对待生活，你就不会总是愤世嫉俗，牢骚满腹，你也能通过这种调侃的方式学会苦中作乐。

从困境中寻找快乐是一种愿望，但这个愿望的实现需要借助于相当勇敢的、超乎常人的丰富的想象。但是，有了这样的想象而不善于在想象中借助偶然的因素来构成某种荒谬的推理，也就很难成功地运用调侃的艺术。而荒谬之妙，就在于荒诞的逻辑性。荒谬性的逻辑可以归结为一句话，即"无理而妙"，越是幽默，道理也就越是讲不通。

剧作家考夫曼二十多岁的时候就挣到了一万多美元，这在当时对他来说是一笔巨款。为了让这一万美元产生效益，他接受了自己的朋友、悲剧演员马克兄弟的建议，把一万美元全部投资在股票上，而这些股票在1929年的经济大萧条中全部变成了废纸。但是，考夫曼却看得很开，他开玩笑似的说："马克兄弟专演悲剧，任何人听他们的话把钱拿去投资，都活该泡汤！"

考夫曼股票投资的失败是美国经济危机造成的，而他却充分发挥了他剧作家的想象力，把原因归结到他股票投资的建议者马克兄弟身上，荒谬地说是因为马克兄弟专演悲剧才造成了他投资失败的悲剧。面对那么一大笔损失，考夫曼没有真正怨天尤人，而是运用了假托埋怨、苦中作乐的方法面对这种财产损失的痛苦和困境。

你有没有因为自己的年华逝去而惆怅不已？当自己越来越老的时候，有人会调侃着说："我并不老，才到人生盛年而已。只是我花了比别人更多的时间才到盛年。"

没有人会因为自己容貌丑陋而骄傲，也不会有人喜欢自己越来越老。可是面对我们不能改变的与生俱来的东西我们可以换一种心态来对待，要学会苦中作乐。上面这些都是可以预料到的渐渐产生的，而有时候，危险会从天而降，痛苦会突如其来，那时候你是否还有苦中作乐的从容心态呢？

有一位销售员，他攒钱攒了好几年，好不容易买了一辆新汽车。有一次，他太太开车，下坡时，刹车突然失灵了。

"我停不下来！"他太太大叫，"我该怎么办？"

"祈祷吧！亲爱的。"销售员也大叫，"性命要紧，不过你最好找便宜的东西去撞！"

车撞在路旁的一个铸铁垃圾箱上，车头撞坏了。然而他们爬出车子时，并没有为损失了一大笔财产而沮丧，反而为刚才的一段对话大笑起来。

目睹的行人以为他们疯了，要么就是百万富翁在以离奇的方式寻找刺激。有人走过来问："你们想把车子撞坏吗？"销售员说："我太太看见了一只老鼠，她想把它压死。"

笑是一种简单而又愉快的运动，调侃产生的时刻，也正是人的情绪处于坦然开放的时刻。"心中常有喜乐，身体常保健康。"古罗马人相信笑应该是属于餐桌上的，因为笑能促进消化。

学会了苦中作乐，你就窥见了通向身心健康的门径。再苦再累，也要笑一笑。

幽默调侃，也要与人友善

具有幽默感的人，通常都会以嘲讽作为武器，来批评别人，或回击别人恶意的进攻。但即使是他们带有嘲讽意味的玩笑，也是诙谐而不失风度、滑稽而不粗俗、精练而不烦冗的。因为他们明白，幽默嘲讽，也要与人为善的道理。

他们善意的嘲讽可能只是短短的几句话，或者简单的行动，却常常能胜于千言万语，使别人明白你要表达的事实和道理，并轻易地接受、为之折服，达到劝解、说服的效果。

宋代时，一女子生了一对双胞胎，左邻右舍去看望。一位教书先生不怀好意地同孩子的父亲开玩笑道："这两个孩子哪一个是先生的？"

孩子的父亲马上反应过来，幽默地回敬："不管哪个是先生，哪个是后生，都是我的孩子。"

众人一听哈哈大笑，教书先生只得灰头土脸地溜走了，以后再不敢仗着一点浅薄的学识而恶意地讥讽别人。

如果有人找乐子拿你开玩笑，对你进行辛辣的嘲讽，令你无法接受，你也无须板起脸孔来，丢失了自己的风度，完全可以运用调侃这一有力武器，进行回击，以扭转自己的被动境地，并向其他人展示你机智的应变能力。当然，即便你的嘲讽是善意的，也要分对象，除非是特别熟悉的人，或者你的善意非常明显，否则不要随便拿嘲讽开玩笑。

周凯刚刚调到一家分公司当经理，他感到一切似乎都进行得很顺利。有一天，当大家正在等最后几个人员到齐进行每周汇报时，周凯想开个玩笑活跃一下气氛，就笑着对他的助理小刘说："小刘，你身上那条领带真丑！我从没看过这么难看的，你在哪儿找到的？"小刘顿时缄默起来。周凯一看小刘脸色不对，就知道自己说错话了。虽然他绝非有意得罪，但说出来的话已经收不回来了。

如果有人用"善意的嘲讽"对你时，如果你不喜欢，但为了避免场面变得尴尬，就装作听不懂，"对不起，你说什么？"这样的回应会让对方知道这种调侃方式行不通，他们可能会跟你道歉或是跟你说他们只是跟你开玩笑而已。

❧ 让自己释怀

古希腊神话中有一位大英雄叫海格力斯。一天，他走在坎坷不平的山路上，发现脚边有个袋子似的东西很碍脚，海格力斯踩了那东西一脚，谁知那东西不但没被踩破，反而膨胀起来，加倍地扩大着。海格力斯恼羞成怒，操起一根碗口粗的木棒砸它，那东西竟然长大到把路都堵死了。正在这时，山中走出一位圣人，对海格力斯说："朋友，快别动它，忘了它，离开它远去吧！它叫仇恨袋，你不犯它，它便小如当初；你侵犯它，它就会膨胀起来，挡住你的路，与你敌对到底！"

人在社会上行走，难免与别人产生摩擦、误会甚至仇恨，但别忘了在自己的仇恨袋里装上宽容，那样你就会少一分阻碍，多一分成功的机遇。否则，你将会永远被挡在通往成功的道路上，直至被打倒。

《百喻经》中有一则故事：

有一个人心中总是很不快乐，因为他非常仇恨另外一个人，所以每天都以嗔怒的心，想尽办法欲置对方于死地。

为了一解心头之恨，他向巫师请教："大师，怎样才能解我的心头之恨？如果催符念咒可以损害仇恨的人，我愿意不惜一切代价学会它！"

巫师告诉他："这个咒语会很灵，你想要伤害什么人，念着它你就可以伤到他；但是在伤害别人之前，首先伤害到的是你自己。你还愿意学吗？"

尽管巫师这么说，一腔仇恨的他还是十分乐意，他说："只要对方能受尽折磨，不管我受到什么报应都没有关系，大不了大家同归于尽！"

为了伤害别人，不惜先伤害自己，这是怎样的愚蠢？然而现实生活中，这样的仇恨天天在上演，随处可见这种"此恨绵绵无绝期"的自缚心结。仇恨就像债务一样，你恨别人时，就等于自己欠下了一笔债；如果心里的仇恨积累得太多，那活在这世上的你就永远不会再有快乐的一天。

"冤家宜解不宜结。"只有发自内心的慈悲，才能彻底解除冤结，这是脱离仇恨炼狱最有效的方法。

《把敌人变成人》一书中曾转述了1944年苏联妇女们对待德国战俘的场景。

这些妇女中的每一个人都是战争的受害者，或者是父亲，或者是丈夫，或者是兄弟，或者是儿子在战争中被德军杀害了。

战争结束后押送德国战俘，苏联士兵和警察们竭尽全力阻挡着她们，生怕她们控制不住自己的冲动，找这些战俘报仇。然而当一个老妇人把一块黑面包塞到一个疲惫不堪的、两条腿勉强支撑得住的俘虏的衣袋里时，整个气氛改变了，妇女们从四面八方一齐拥向俘虏，把面包、香烟等各种东西塞给这些战俘……

叙述这个故事的叶夫图申科说了一句令人深思的话："这些人已经不是敌人了，这些人已经是人了……"

这句话道出了人类面对苦难时所能表现出来的最善良、最伟大的生命关怀与慈悲，这些已经让人们远远超越了仇恨的炼狱。

如果一个人心中时时怀着仇恨，这仇恨就会像海格力斯遇到的仇恨袋一样，一次次地放大，一次次地膨胀，总有一天它会隐藏你内心的澄明，搅乱你步履的稳健。每个人都应该本着爱与正义的原则而活着。只有这样，我们才能远离仇恨、超越仇恨！

换个心态，你会收获新的生活

乐观、悲观都是人的心态，但乐观地活着与悲观地活着所得到的生活却截然不同。乐观的人凡事都能往好处想，总会抱有希望，因而更能享受到生命之中的快乐；悲观的人凡事总爱往不好的方面想，一遇到点挫折就悲观绝望，因而常常在无形中浪费了自己的生命，埋没了自己人生当中的快乐。

桌上有一个小面包圈，乐观的人见了喜悦地说，"真好，还有一块面包能吃，一定很好吃。"悲观的人见了，会沮丧地说："只有那么一小块，好吃也吃不饱。"同样是一块面包圈，乐观的人看到了面包的美味，而悲观的人在则看到了那个面包圈不仅很小而且中间还有个洞。

其实，人虽有不用的运际，但要分出了差别来也并有多少，生活都是大同小异的，幸福的人多半是他们自己觉得幸福；反之，不幸的人，多半是自己觉得自己不幸。就很大程度而言，一个人是否幸福，与他们拥有多少财富无关，而与他们的心态息息相关。

总是带着悲观的眼睛看生活的人，即时生长在优越的环境之中，过得如皇帝一般，仍然会抱怨自己不幸；而乐观的人，即便终日粗茶淡饭，但依旧能笑口常开。由此可见，幸福与快乐这件事儿，是由自我意志决定的。

一个人非常富有，锦衣玉食，香车豪宅，但是他不快乐，每天总在抱怨，"怎么有这么笨的下属""怎么他老是跟我作对""怎么我的儿子总是让我不省心"……这个富人觉得自己每一天都过得很不开心，永远有处理不完的事情，烦恼、焦躁……

一天，他路过一家饭店，在饭店门口看到一个乞丐，那么冷的天，穿得那么单薄，蜷缩在墙角，但他的脸上却洋溢着微笑。富人觉得很诧异，让司机停下了车，他边看着那个乞丐，边问他的司机："你觉得做乞丐会幸福吗？"

"绝对不会，先生。这个世界没有人做了乞丐后还会开心的。"司机回答道。

"那为什么感觉他那么开心！"富人用手指了指墙角的乞丐，司机看了过去，半天没说话。

或许因为好奇心的缘故，富人回到家后，让人找到了那个乞丐，并且带他洗了澡换了干净的衣服，让厨师为他做了一顿大餐。乞丐问富人，为什么要为自己做这些，富人说："我只是想知道，为什么做乞丐了，你还能那么开心？"

乞丐边吃东西边回答："我是乞丐没错，可只是在行乞，我的人生没有在行乞。因为身体的残疾，年龄的关系，我找不到工作，但我需要生存下去，虽然要依靠行乞维持生计，可为什么我不能开心呢？"

富人看着乞丐，听着乞丐的话，继续问："你觉得你人生中最幸福的时刻是什么？"

乞丐想也没想的回答："就现在，有人给我干净的衣服，请我吃如此丰富的东西，只需要我告诉他什么时候最幸福，这对我来说就是幸福了，难道您没有幸福的时刻？"

"是的，我想我没有，因为……"富人犹豫了，他其实根本不知道原因，乞丐听着富人的回答，放下手里的碗说："天哪，您竟然说自己不幸福！您有了一切，幸福的家庭、事业，住在温暖的房子里，有人服侍你，出门都坐豪华的汽车，您也一定有可爱的孩子……您竟然说您不幸福，我看是您没感受到幸福吧！"

乞丐走后，富人一直回忆乞丐说的话，是啊，自己为什么觉得自己不幸福呢？在他心里幸福应该是在高处，却不料，其实人生之中的幸福就在最平淡的事情上……

富人终于明白了，自己长久以来的不幸，其实是心态的不幸，不是因为生活中没有幸福，只是因为他少于去发现罢了。

的确，拥有乐观心态的人总能比悲观的人多感受到一些来自生活中幸福，这当然不是上天多分配给了他一些，而是因为，他乐观的心态使然。

其实，人生在世，短短数十载，很多问题，很多事情，容不得我们仔细思量便从我们的身边溜走。每个人只是人生中的过客，任何人的生命都不可能永恒，没有人的生活能够一直保持在一个状态中。生活每天都在变化，都在继续，不管你是悲观还是乐观，日子都在一天一天地往后翻，既然每个人最终都要面对一个结局——死亡，那么，你又何苦在这个过程中把自己弄得很累呢？

有人说，这个时间美好的东西都在乐观人的手中，因为他们的一生总是在享受与感受；而悲观者总是在失去，失去美好、失去快乐……

笑着过一天，耷拉着脸过也是一天，过什么样的生活其实完全取决你的心态。如果你乐观，那么你周围一切边都是美好的，充满朝气的；反之，你悲观，那么你的身边便总有过不去的坎坷和苦痛，但你同时也要清楚一点，那些坎坷与苦痛不是生活强加给你的，而是你强加给生活的。

有个公司派两个推销员去一个很富有的村落推销电视机，其中一个推销员去了之后很沮丧地向公司报告："那边的人都很有钱，但是没有一家有电视机，他们不看电视！"

第二个推销员去了却兴奋地向公司报告："那边的人有买电视机的能力，而且那边现在没有人家中有电视机，是个大市场"。

同样一件事，只是转换了角度，从不同的角度去看待问题，便有了完全不同的结论。对于乐观者来说，即使不是好事，他们往往也能从中找出些积极的部分；但悲观者呢？就算是好事儿，他也得从找些消极的部分出来。

现实生活中，太多人面对一些问题想不开，总是觉得日子难过。生活中希望渺茫，其实，很多时候并不是生活本身的问题，而是自身心态的问题。生活中，如果我们总是看到树上的烂苹果，那么，吃到便常常是烂苹果。即使树上有好苹果，等到他看到的时候估计也变成了烂苹果；而乐观的人则不同，他们往往能够第一眼就看到好苹果，只吃到好苹果，这样人自然一生都会活在快乐之中啦。

生活是一面镜子，你悲观，它也悲观；你乐观，它自然也会变得充满快乐与幸福。

看开点，没有什么大不了

你觉得生活中什么最重要？相信大部分懂得生活的人都会回答：快乐最重要。的确，快乐意味着充实、满足；快乐也意味着内心的畅快与愉悦。

每个人都希望自己能成为一个快乐的人，长久地保持充实满足愉悦的状态。

但在现实生活中，真若遇到了一些困难和危机，大多数人都会皱起眉头，唉声叹气，很难再快乐起来。很多人内心其实是非常理想化的，总是在幻想完美的人生，大富大贵，有美满的家庭，顺利的工作……但现实始终有别于梦想，很多时候，别说顺顺利利了，很可能你付出了很多努力也换不来一次成功，每当这个时候，人便开始急躁起来，开始抱怨，开始发牢骚，觉得上天对自己太不公平了。

这个世界哪有人能一直顺顺利利呢？谁的成功不是经过痛苦和挫折的洗礼呢？我们必须让自己知道，生活里不会常有掌声和鲜花相伴，也会有坎坷和逆境，甚至很多时候，我们倾注所有也未能换来梦想的实现，但经历的这个过程却是一笔宝贵的财富。

曾有人说过，人生本来就是一次洗礼、历练的过程，从我们出生直到离开这个世界，这期间我们无时无刻都要面对困难和挑战，看不开的人一生都会活在痛苦之中，看得开的人，便学会了苦中找乐。

任何人的一生都是苦乐参半，只有那些能够正视苦痛的人，才能得到真正的快乐，只有那些能够看破的人，才不会被困难击败，就此沉沦。

想要获得快乐，就必须要从那些不如意、不顺心的事中走出来；不要凡事太过苛求，不要期待所有的事都按照自己的想法进行，万事都要看开一点，只有懂得看开的人，幸福和快乐才会围绕在他的身边，也只有凡事看开一些，人的心才能开朗，才能融进快乐。

有一个村长，正在办公室开会的时候，突然家里人来找他，说自家在划田地的时候和邻居家吵了起来。邻居家把自家的田地往外多划了两米，已经占了他们家的田地，家人便想让村长去说，让邻居家把占了地还回来。但村长没有按照家人的意思去办，而是告诉家人不要为了两米地和人家争吵，就让他两米能怎么样？

这话传到了邻居家的耳朵里，邻居家也觉得自己做得不对，便主动重新划了田地，还多让出50厘米来用于分割两家的田地，也方便大家为田地浇水施肥。

可见，很多事情之所以不能得到很好的解决，多半是因为我们把自己的利益看得太重。如果我们能够看开一点，其实反而会得到更多。

生活中的很多事情就像故事中划田地一般，并不是因为自己真的失去了多少，只是感觉自己的利益被侵犯了，觉得自己吃亏了，所以心里无法释怀，很多问题，我们若能退一步，看开点，问题便会迎刃而解。

无论大事小事，道理都是一样的。我们如果能够调整自己的心态，凡事都能想得开，放得下，解开自己的心结，将自己的注意力从那些不开心的事情上挪走，把自己的心理要求适当调低一些，那么，便能够快乐相随。

所以说，生活中，如果我们能够凡事看开一点，不要总把目光锁定在那些不愉快的事情上，那么，很多悲剧便都不会发生，很多难题也都能迎刃而解。

有句话说得好，"踏破铁鞋无觅处，得来全不费工夫"。这个世界上很多事情都是很偶然的，当我们越在乎，越想得到的时候往往不得章法，但当我们看开一些之后往往又会意外地得到。因此，面对问题，我们着急上火，焦急烦躁，都不是解决问题的办法，反而是火上浇油。凡事顺其自然，看淡一些，看开一些，再复杂的事情也会变得简单。

学会控制自己的情绪

从前，有个脾气极坏的小男孩，到处树敌，人人都唯恐避之不及。小男孩也为自己的脾气而苦恼，但他就是控制不住自己。

一天，父亲给了他一包钉子，要求他每发一次脾气都必须用铁锤在他家后院的栅栏上钉一个钉子。

第一天，小男孩一共在栅栏上钉了37个钉子。过了一段时间，由于学会了控制自己的愤怒，小男孩每天在栅栏上钉钉子的数目逐渐减少了。他发现控制自己的脾气比往栅栏上钉钉子更容易，于是小男孩变得不爱发脾气了。

他把自己的转变告诉了父亲。父亲建议说："如果你能坚持一整天不发脾气，就从栅栏上拔掉一个钉子。"经过一段时间，小男孩终于把栅栏上的所有钉子都拔掉了。

父亲拉着他的手来到栅栏边，对小男孩说："儿子，你做得很好。可是，现在你看一看，那些钉子在栅栏上留下了小孔，它们不会消失，栅栏再也不是原来的样子了。当你向别人发脾气之后，你的那些伤人的话就像这些钉子一样，会在别人的心中留下伤痕。你这样就好比用刀子刺向某人的身体，然后再拔出来。无论你说多少次对不起，那伤口都会永远存在。其实，语言对人造成的伤害与伤害人的肉体没什么两样。"

有位脾气暴躁的弟子向大师请教，"我的脾气一向不好，不知您有没有办法帮我改善？"

大师说："好，现在你就把'脾气'取出来给我看看，我检查一下就能帮你改掉。"

弟子说："我身上没有一个叫'脾气'的东西啊。"

大师说："那你就对我发发脾气吧。"

弟子说："不行啊！现在我发不起来。"

"是啊！"大师微笑着说，"你现在没办法生气，可见你暴躁的个性不是天生的，既然不是天生的，哪有改不掉的道理呢？"

如果你觉得情绪失控，怒火上升，试着延缓10秒钟或从1数到10。因为，最初的10秒钟往往是最关键的，一旦过了，怒火常常可以消弭一半以上。

下一次，再试着延缓1分钟，不断加长这个时间，1天、10天，甚至1个月才生一次气。一旦我们能延缓发怒，也就学会了控制。自我控制能力是一个人的内在本质。

记住，虽然把气发出来比闷在肚子里好，但根本没有气才是上上策。不把生气视为理所当然，内心就会有动机去消除它。你只要生气1分钟，就至少丧失了60秒钟的快乐。

消除误会

大乌龟和小乌龟在一起喝可乐。大乌龟喝完自己的一份后，就对小乌龟说："你去外面帮我再拿一下可乐。"

小乌龟刚走两步，就不走了，回头说："我肯定你是支我出去后，要把我的可乐喝掉！"

"这怎么可能？你是在帮助我啊！"

经过大乌龟的一再保证，小乌龟终于同意了。

一个小时过去了，大乌龟耐心地等着……两个小时过去了，小乌龟还没有来……

三个小时过去了，小乌龟仍然未见回来。这时，大乌龟想：

"小乌龟肯定不会回来了。它一个人在外面喝可乐，怎么会回来呢？我干脆把它这一份先喝了！"

小乌龟就像从天而降，站在大乌龟面前，气冲冲地说：

"我早就知道，你要喝我的可乐！"

"你怎么会知道呢？"大乌龟尴尬而不解地问。

"哼！"小乌龟气愤地说，"我在门外已经站了三个小时了！"

这就是"消极论断""验证自我"。根据自己的猜疑、臆测，主动寻找支持消极心态的理由和证据。

现实生活中，这样的事随时随地都在发生，而我们往往并不在意。比如听说有人打自己的小报告，首先就会怀疑某人（消极论断别人），然后观察、监视，越看越像（验证自我），你会发现，那个"嫌疑人"说话走路都与以前不同了（实际是自我心态在作祟，是自己的精神、眼光、动作与以前不同了），还会进一步验证，"当然啦！他昨天与我对面走过，连头都不敢抬。他在躲我，做贼心虚了！"而结果往往是自己错的时候多。

"猜疑之心犹如蝙蝠，它总是在黑暗中起飞"，诗人但丁就曾如是说。猜疑之心令人迷惑，乱人心智，甚至有时使你辨不清敌与友的面孔，混淆了是与非的界线，使自己的家庭和事业遭受无端的损害和失败。

天下本无事，庸人自扰之。猜疑常常平白无故地惹出一些令人费解的事端。好猜疑之人，不止一味心思地去揣测、怀疑别人，而且也会经常捕风捉影般地猜疑自己，就像杞人忧天般地担心灾难即将临头。

疑心病便是这种自我担忧的毒瘤，例如脉搏少跳了一下，怀疑自己的心脏出了毛病；稍微有点不舒服，自己的腰有点僵，就害怕得要命；略微有点发烧，就愁眉苦脸。幸而大多数人的这种忧虑都不是长久的。但是真正患疑心病的人，无时无刻不在担忧自己生病了，他们到处求医，反复进行各种身体检查。虽然检查结果并不支持他自己对疾病的判断，但是他们却不相信这些无病的报告，仍坚持以自己躯体症状和自我感觉作为患病的证据。这本身就是一种病态，可悲的是这样的病人确实不少见。

其实，世界上没有一个人是不被理解的，也没有一件事是不被理解的。你如果怀疑某个人、某件事，最简单的办法就是去与那个人沟通，坦诚而友好地与他交流自己的看法，获得真实的认识，从而达到理解。一旦理解了，就不会再挂在心中，不再记恨那一切了。消除误会的办法就是面对面的沟通，这比任何旁敲侧击、迂回了解、道听途说都省事而见效。

相信别人，相信自己，相信这个世界，走出自己在心里投下的阴影，你才会拥有一份轻松快乐的心情，你才会拥有和谐完美的人生。

❧ 把生气消灭在萌芽

人生难免遇到不如意的事情。许多人遇到不如意的事常常会生气：生怨气、生闷气、生闲气、生怒气。殊不知，生气，不但无助于问题的解决，反而会伤害感情，弄僵关系，使本来不如意的事更加不如意，犹如雪上加霜。更严重的是，生气极有害于身心健康，简直是自己"摧残"自己。

学者康德说："生气，是拿别人的错误惩罚自己。"古希腊学者伊索说："人需要平和，不要过度地生气，因为从愤怒中常会产生出对于易怒的人的重大灾祸来。"作家托尔斯泰说："愤怒使别人遭殃，但受害最大的却是自己。"清末文人阎景铭写过一首《不气歌》，颇为幽默风趣：

他人气我我不气，我本无心他来气。

倘若生气中他计，气出病来无人替。

请来医生将病治，反说气病治非易。

气之为害太可惧，诚恐因气将命废。

我今尝过气中味，不气不气真不气！

生理学家爱尔马，为研究生气对人健康的影响，进行了一个很简单的试验：把一支玻璃试管插在有水的容器里，然后收集人们在不同情绪状态下的"气水"，结果发现：同一个人，当他心平气和时，所呼出的气变成水后，澄清透明，一无杂色；悲痛时的"气水"有白色沉淀；悔恨时有淡绿色沉淀；生气时则有紫色沉淀。爱尔马把人生气时的"气水"注射在大白鼠身上，不料只过了几分钟，大白鼠就死了。这位专家进而分析：如果一个人生气10分钟，其所耗费的精力，不亚于参加一次3000米的赛跑；人生气时，体内会合成一些有毒性的分泌物。经常生气的人无法保持心理平衡，自然难以健康长寿，活活气死者也并不罕见。心理学家斯通博士，经过实验研究表明：如果一个人遇上高兴的事，其后两天内，他的免疫能力会明显增强；如果一个人遇到了生气的事，其免疫功能则会明显降低。

生气既不利于建立和谐的人际关系，也极有害于自己的身心健康，我们就应当学会控制自己，尽量做到不生气，万一碰上生气的事，要提高心理承受能力，自己给自己"消气"。要学会息怒，要"提醒"和"警告"自己："万万不可生气""这事不值得生气""生气是自己惩罚自己"，使情绪得到缓冲，心理得到放松。

把生气消灭在萌芽状态。要认识到容易生气是自己很大的不足和弱点，千万不可认为生气是正直、坦率的表现，甚至是值得炫耀的豪放，那样就会放纵自己，真有生不完的气，害人害己，遗患无穷。

开心并不总是幸运的结果，但它常常是一种德行，一种英勇的德行。

CHAPTER 08　第八章

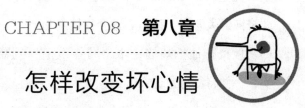

怎样改变坏心情

有一位年轻人去找心理学教授，他对大学毕业之后何去何从感到彷徨。他向教授倾诉诸多的烦恼：没有考上研究生，不知道自己未来的发展；女朋友将去一个人才济济的大公司，很担心她会移情别恋……

教授让他把烦恼一个个写在纸上，判断其是否真实，一并将结果也记在旁边。

经过实际分析，年轻人发现其实自己真正的困扰很少，他看看自己那张困扰记录，不禁说道："无病呻吟！"教授注视着这一切，微微对他点头。于是，教授说："你看过章鱼吧？"年轻人茫然地点点头。

"有一只章鱼，在大海中，本来可以自由自在地游动，寻找食物，欣赏海底世界的景致，享受生命的丰富情趣。但它却找了个珊瑚礁，然后动弹不得，呐喊着说自己陷入绝境，你觉得如何？"教授用故事的方式引导他思考。他沉默了一下说："您是说我像那只章鱼？"年轻人自己接着说："真的很像。"

于是，教授提醒他："当你陷入坏心情的习惯性反应时，记住你就好比那只章鱼，要松开你的八只手，让它们自由游动。系住章鱼的是自己的手臂，而不是珊瑚礁的枝丫。"

　　人心很容易被种种烦恼和物欲所捆绑。那都是自己把自己关进去的，是自投罗网的结果，就像章鱼，作茧自缚。大多数人的坏心情，都是因为自己想不开，放不下，一味地固执而造成的。坏心情犹如人心灵中的垃圾，它是一种无形的烦恼，由怨、恨、恼、烦等组成。

　　清洁工每天把街道上的垃圾扫走，街道便变得宽敞、干净。假如你也每天清洗一下内心的垃圾，那么你的心灵便会变得愉悦快乐了。

　　人的心好比房子，里面若是装满了坏心情，自然没有好心情的立足之地。现在开始，请赶走心中的坏心情，以迎接好心情的入驻。

挫折中隐藏幸运

有一次，一位教授在课堂上说："我有句三字箴言要奉送各位，它能使你们心情平和，对你们大有帮助，这三个字就是：'不要紧'。"

由于柳月容易感到受挫折，于是她便在笔记本上端端正正地写了"不要紧"三个大字。她决定不让挫折感和失望破坏她的平和心情。

接着，考验就来了。柳月爱上了英俊潇洒的古先生。"古先生对我很要紧，"柳月对自己说。她确信古先生是自己的白马王子。

可是有一天晚上，古先生温柔婉转地对柳月说，他只把柳月当作普通朋友。柳月以古先生为中心的幻想世界当下就土崩瓦解了。那天夜里，柳月在卧室里哭泣时，觉得记事本上的"不要紧"那三个字看来简直荒唐。

"要紧得很啦。"柳月喃喃地说，"我爱他，没有他我就不能活。"

但第二天早上柳月醒来再看到这几个字之后，她开始分析自己的情况：到底有多要紧？古先生很要紧，我很要紧，我们的快乐也很要紧；但我会希望和一个不爱我的人结婚吗？——很显然，不会。

日子一天天过去，柳月发现没有古先生自己也可以生活，她仍然能快乐，"将来肯定会有另一个人进入我的生活；即使没有，我也仍然能快乐。"柳月这样对自己说。她能控制自己的情绪了。

几年后，一个更适合柳月的人真的来了。在兴奋地筹备着结婚的时候，柳月把"不要紧"这三个字抛到了九霄云外。柳月想:"我不再需要这三个字了,我以后将永远快乐;我的生命中不会再有挫折和失望。"

生活真会如柳月想的那样吗?这当然不可能。有一天,柳月的丈夫告诉柳月一个坏消息:做生意将他们的积蓄全赔了。

柳月感到一阵凄楚,胃像扭作一团似的难受。她想起那句三字箴言:"不要紧"。可这一次是真的要紧!

就在这个时候,小儿子用力敲打积木的声音转移了柳月的注意力。他看见柳月看着他,就停止了敲击,对柳月笑着,那笑容真是无价之宝。柳月把视线超过他的头顶向窗外望去,两个女儿正在兴高采烈地合力堆沙堡。在她们的后面,在柳月家院子外面,几株槭树映衬着无边无际的晴朗碧空。柳月觉得她的胃顿时舒展,心情恢复平和。于是,柳月对丈夫说:"一切都会好转的,损失的只是金钱,不要紧。"

人生在世,有许多事情是要紧的。我们的价值和我们的荣誉是要紧的。可是也有许多使我们的平和心情和快乐受到威胁的事情,实际上是不要紧的,或者不像我们所想象的那样要紧。要是我们能像柳月那样永远记住这一点,多好!

对自己常说"不要紧",这种非常见效的心理调节方法实际上是建立在一个很深刻的哲学思考上的,即:我们的生命究竟是什么?对这个问题的回答决定着我们对生活价值的判断、生活的行动,当然也就决定着我们生活的心态。说"不要紧"不是要使自己变得麻木不仁,对失败挫折无动于衷,而是要变得更敏锐、更智慧,从中看到生命的快乐,使自己在失败的挫折中看到幸运,享受到爱。

低点也是起点

李哲垂头丧气地走进一座庙里，向大师倾诉他一生不幸的遭遇："我经历无数的失败，早年求学时，没有一次考试能够过关；踏入社会，经营许多生意，皆是负债收场；然后四处求职碰壁，就算有一份工作，也是没能做多久，就被老板开除；现在连自己的老婆也忍受不了我，要跟我离婚……"

大师问："那么，你现在想怎么样呢？"

李哲万念俱灰地回答："我此刻只想一死了之。"

大师问："你有没有小孩？"

李哲答："有呀，又怎么样？"

大师笑了笑，说："还记得你是怎么教你的小孩走路的吗？从他第一次双手离开地面，颤颤巍巍地站起身来，是不是所有家人都会为他喝彩，为他鼓掌？"

李哲似有所悟地说："嗯……是的……"

大师继续道："然后孩子很快又跌倒了，你是不是轻轻扶起他，告诉他'没关系，再试试看，你会走得很好的！'"

李哲的语气坚定了些，答道："对，我会帮他。"

大师继续说："孩子走走跌跌地，经过无数次的练习，还是走得不稳。你会不会失去耐性，告诉他，最后再给你三次机会，如果再学不会走路，以后终生都不准再给我走路了，干脆我买个轮椅给你。"

李哲坚定地说："当然不会，我会再帮助他、鼓励他，因为我相信，孩子一定能学会走路的！"

大师说："那就对了，你才跌倒过几次，就想坐轮椅了？"

李哲抗议道："可是，小孩子有人协助他，提携他，而我……"

大师说："真正能帮助你、鼓励你的人是谁，此刻你还不知道吗？"

李哲想了想，朝大师重重地点了点头，昂首阔步地走了。

大部分人都忽略，山谷的最低点正是山的起点，许多跌落山谷的人之所以走不出来，正因为他们花太多时间自艾自怜，而忘了留点精力走出去。

人生光明面

有位情绪低落的朋友不断地向大师诉苦，"我的生命真是枯燥，布满层层的阴影，一点意思也没有。"

"你只要多看光明面就是了嘛！"大师好心地劝他。

"可是我的人生连一个光明面都没有！"朋友悲观地说。

大师说："那么，你就把黑暗的那一面擦得光亮些不就好啦！"

阴影只是强光存在的一种投射，光才是主导的力量。

如果我们注意一下自己现在的阴影，我们就会发现：我们只有在一种情形下才能够看到自己的阴影，那就是背对着亮光。

有多大的光亮，就有多大的阴影。其实，只要转个身，我们就可以看见光亮的另一面了。

幸福并不是来自人的生命过程，而是来自一个人对生活的态度。

做到内心坦然

当坎坷和挫折接踵而来，一次次落在你的肩头时，你是否觉得自己是这个世界最不幸的人？当你的生活屡遭磨难，你是否觉得忧愁总多于欢喜？其实，欢喜只是一份心情，一种感受，就看你如何去寻找。

当外界种种困厄侵袭你薄薄的心襟，当你悲天悯人时，为什么不自己给自己制造一份欢喜？你可以看看云，望望山，散散步，写几首小诗，听一支激昂的歌，把忧伤留给过去，假如从这里所得到的快乐远不能使你摆脱生活的沉重，不妨在心里默默祈祷，并坚信你就是这个世界上最快乐的人。天长日久，一旦在心中形成了一个磁场，并逐渐强化它，尽心尽力做好每件事，让自己从平凡的生活中得到丝丝欢喜，你真的就是这个世界上最快乐的人。

实际上，那些唱着歌昂首阔步地走路，那些怀着许多渴望尝试生活的人，又有几个不负着沉重的压力？只不过他们将自己的泪和伤掩藏起来，将欢喜的一面展现给别人，让人觉得他们生活无忧无虑，是世界上最快乐的人，而自己便也从这种快乐中真正获得了一份心灵的轻松。

每次在街上闲逛，途经一条条长长的街，那些卖瓜果、冷饮、蔬菜的小贩，有的依然大声地吆喝着；有的就靠在小树旁独自小憩；有的捧着一本书有滋有味地读着，全然没有忧郁和叹息。他们一定生活得比我们艰难和沉重。如果遇到刮风下雨，雪花飞扬，或许他们会没有收入，如果有什么意外，他们必须独自承担。但是，即使住在低矮的、高价租来的房屋中，依然有喷香的佳肴经他们的手变换出来，依然有快乐的歌声在小屋中飘荡——那就是对生活的抗争啊！即便就是这样，苦中作乐、朝不保夕的生活，也给了他们一些别人所没有的东西，那就是劳作的欢欣。

自以为欢喜，并自欺欺人，只是对平淡、无聊，甚至不如意的生活的一种积极抗争。一个人如果一味地沉湎于忧愁的心境，总觉得自己比别人差，处处不顺心，怨天尤人，那怎么能够让生活五彩缤纷，获得生活的乐趣呢？尽管身处逆境不免心绪沉闷，但是，如果你能积极创造生活，体悟生活中的欢喜，还有什么能阻拦你前进的步伐？

客居异乡，每每觉得无聊苦闷时，就常常独自一人上街去看那些平凡的人世。忙忙碌碌的人群，新奇鲜艳的商品，绿树如荫的小道，嬉戏玩闹的孩童，随处可见的小贩。渐渐了悟，每个生活在世上的人其实都不容易，但是也没有一个人止步不前——因为生活的欢喜是要自己去寻找的。

欢喜是一朵花，无论多么贫贱，只要你认为它是美丽的就能闻到那沁人心脾的幽香；欢喜是渐渐清晰的高山，将一分清爽和静谧给你；欢喜是你曾失去的许多，被你用努力和真情换回。对一个有着丰富内涵，有着不懈追求的人来说，欢喜是永恒的，和他的心一样多姿多彩且充满芬芳，生活中多一份欢喜，就多一份坦然。

❧ "多余"如何处置

人的一生会拥有无数的东西，亲情、爱情、友情……当我们承载得太多时，不妨找一个装"多余"的衣兜，把那些暂时无法承载的装进去，让自己轻松地继续前行。

丈夫过而立之年的生日那天，妻子精心为他做了一顿饭。一顿饭对别人来说也许算不了什么，但对于很久不曾下厨房的她来说，看着自己花费整整一个下午的时间精心做出来的作品，连自己都感动了。

烛光下，守着自己的杰作，她想象着他回来时的兴奋表情。

六点钟的时候，他回来了，只看了一眼她为他精心准备的作品，露出了一丝疲惫的微笑，就忙着接电话去了。她甜蜜的感觉立时大打折扣，整个晚上心情就像昏暗的烛光，再也亮不起来了。

心情不好的时候，她总是上街购物。第二天是周六，她把丈夫扔在家，自己和闺蜜逛街去了。

她们挽着手臂，不放过任何一家时装店。她买了好多衣服，她朋友却一样也没买到。朋友想买一条带兜的裙子。可是她们从头逛到尾也没找到合适的。

她有些不解地问："为什么一定要带兜的裙子呢，那个小兜兜什么也放不下呀。"

"但是可以放手啊！你不觉得有些时候手是'多余'的吗？"朋友一边说一边把放在衣兜里的手拿出来又放进去，重复着给她看。

生命中很重要的可以擎起很多重量的手现在竟成了"多余"的？！还有一些时候，我们也感觉到了自己的手"多余"。当我们站在众人面前讲话，或者在路旁遇到熟人寒暄，或者和心爱的人依偎漫步，我们真的感觉到有一只手是"多余"的，无处安放。于是，小时候用来装糖果、玩具的衣兜现在用来放手了。

就在这一瞬间她突然明白：原来我们一直以为很重要的东西在有些时候也会显得微不足道，甚至感到多余！就如同"多余"的手一样，只有你自己知道是多余的，而这样的多余其实也是人生的一个部分，因为你无法预料它何时为珍贵，何时为多余，只要你能够找一个地方安放，你就能自我安慰、自我鼓励。

人生不能没有凝重，也不会总是轻松，但如果没有看起来暂时是多余的，便构不成完整的人生。

就像爱，还有由爱带来的快乐和痛苦，幸福和悲伤。

爱固然很重要，但是不应该重要到可以毫无缘由地让别人来全部承受，这样的承受会让人感觉到爱是如此沉重。快乐与痛苦，幸福与悲伤，都是你自己的，你的心境、你的感受、你的想象不可能完整地与人分享，能够分享的也只是其中的一部分，多出来的部分你要找一个心灵的衣兜，暂时安放、收藏。这是对他人的善待，也是对自己的善待。

过河就好，不要把船一直扛在肩上，否则它会成为你的负担。

❧ 摆脱烦恼

对于任何人而言，幸福应该是最基本的欲望之一。然而，幸福必须是赢来的。要赢得它也并不十分困难，凡是想要得到它的人、具有这种意志的人、知道正确方法而切实履行的人，都能成为幸福的人。

一位外国作家讲了这样一个故事：

有一次，在火车的餐车上，作家坐在一对夫妇的对面。那位太太身上穿着名贵的毛皮大衣，上头缀着璀璨夺目的钻石，然而不知是什么原因，她的外表看起来却是一副不悦的样子，她的神情、架势也近于即将斥喝怒骂一般。她几乎对于任何事都表示抱怨，一会儿说"这列车上的服务实在差劲，窗没关严，风不断地吹进来"，一会儿又大发牢骚"服务水准太低，菜又做得难吃……"

不过，她的丈夫却与她截然不同，看上去是一位和蔼亲切、温文尔雅且宽宏大量的人，他对于太太的举止言行似乎有一种难以应付而又无可奈何的感受，也似乎相当后悔与她一同旅行。

他礼貌地向作家打了个招呼，并询问作家所从事的行业，同时做了一番自我介绍。他表示自己是一名法律专家，又说："我夫人是一名制造商。"此时，他脸上有一种奇怪的微笑。

听完他的话，作家感到相当疑惑，因为他的太太看起来一点也不像个实业家或经营者之类的人物。于是，作家不禁狐疑地问："不知尊夫人是从事哪方面的制造业？"

"就是'不幸'啊，"他接着说明："她是在制造自己的不幸！"

事实上，在我们的周围确实存在正在为自己制造不幸的人。人们之所以会制造自己的不幸，多半是由于自己心中存有的习惯性的不幸想法所致！例如，总是认为一切事情都糟糕透了，别人拥有非分之财，而我却没有得到应得的报酬等。

此外，不幸的想法往往会把一切怨恨、颓丧或憎恶的情绪深深地刻画在心底，于是不幸的程度将愈益加深。那位夫人拥有另外一些人为之终身期盼的钻石，但是，她拥有的财富并没有将她排除在自己制造的不幸行列之外，因为人在自己制造不幸时仅仅是因为自己内心的骚动，而与外界无关。

世界上没有一个人会因烦恼而获得好处，也没有人会因烦恼而改善自己的境遇，但烦恼却有损于人的健康和精力，会毁灭生活和幸福。无数的人正受着烦恼的压迫，为了摆脱这个使人心灵消沉、压力重重的恶魔，许多人竟然成了醉汉和烟鬼，甚至出卖了他们的生命。

没有哪个人的智慧能够算出由于烦恼而给个人与社会所造成的损失的总量。由于烦恼的缘故，很多天才人物做着极其平凡的工作，极其平庸地活着。

不要悲观地放大问题

你是不是也认识这样的人——看事情总是抱着负面的想法，喜欢挑人毛病，注意错处，吹毛求疵，成天抱怨除了自己以外的任何事。

这类的人，贯于从别人的言行举止中看出"弦外之音"，凡事总是往最坏的一面去想，并拿着放大镜把问题过度放大，因而把自己和周遭的人都搞得鸡犬不宁，自己辛苦，别人也辛苦。

阿美老爱看事物的黑暗面。自从嫁到丈夫家后，她更是变本加厉——进了门有人忘了招呼她，她就认为是"瞧不起她"；有人聊了些她不爱听的话，就说成是"敌视她"；当全家聚在一起有说有笑，她说大家都"冷落她"；吃完了饭，要清洗碗盘，她又说"凭什么把事情都丢给我？"

丈夫当然很无奈，原本希望向她好好解释，哪知话才说一半，她又抱怨了："谁不知道，你就只会护着你的家人。"所以，一直以来她与婆家总是不合。

为了知道丈夫的心是不是"向着她"，有天阿美心血来潮，不断缠着丈夫问："你爱不爱我？"

丈夫或许因为羞涩，或许无心回答，一直默不作声。

阿美问得兴起，尽管丈夫不作答，仍是腻声直问："你爱不爱我嘛？到底爱不爱我……"

丈夫仍不作答。到了后来，阿美竟哭了起来："你不回答，我就知道你不爱我了。"

丈夫也急了，忙道："我怎么会不爱你呢？我若是不爱你，又怎么会娶你当老婆？"

哪知，听了这番真情告白，阿美反而哭得更伤心："你看，我就知道你不爱我了，你的两句话当中，句句都有'不爱你'三个字……"

悲观的人，总是绞尽脑汁要为自己找到痛苦的理由。当你在找，就一定会找到，而且会找到比原先想要找的还更多。

曾在网上看到过一则笑话——

某天早上张三还在睡觉，却突然被吵醒，睁眼一看，原来老婆正气呼呼对他叫骂着："你真的好过分，昨晚我梦到你和一个女人眉来眼去，你还牵着人家的手！"

一脸错愕的张三，白了太太一眼："神经病，那只不过是个梦嘛！"

"什么只是个梦！"太太更加气愤："你在我的梦里都敢这样了，在你的梦里那还得了！"

就像阿美与笑话中的太太一样，如果我们想找碴，只会越找越多。何况这世界上谁没有瑕疵呢？

"一只满身是泥的狗，总会甩得别人一身泥"，这就是问题所在。

为什么要找出瑕疵呢？原因很简单，只要不断证明别人是坏人、罪人，是别人欺负你、对不起你，每一个人都是错的，那么相较之下，你显然就成了对的、好的，是受委屈的一方。如此一来，你就不需要去改变自己，既然你是"对的"，又何必改变呢？所以许多人才乐此不疲，一再把注意的焦点放在别人的错误上。

悲观者就是，当机会来敲门也会认为有人在扔石头砸自家的门，而看见花就会想到花圈并想到葬礼的人。

🌿 得失之间不要看太重

你是否注意过，你的痛苦是怎么来的，什么样的情况让你觉得闷闷不乐呢？

是不是你想要得到某些东西，但却得不到，于是你愤恨、嫉妒、气急败坏？

抑或是你不想失去什么，却偏偏失去，于是你变得沮丧、挫折、怨天尤人？

你既担心得不到所要的东西，又害怕失去自己所拥有的。得失之间，内心忐忑，心岂能不苦？其实，任何事物都是一样——有得必有失，有失必有得，得失都是相对的。

当你失去某些东西，就会得到另一些东西；当你想要得到某种东西时，你也会失去另一种东西。

一对经常吵嘴的夫妻，有天一起出游，经过一个小湖。太太看到湖上两只鹅恩爱地相依偎在一起，就感慨地说："你看，他们多恩爱呀！"

丈夫听了，默不作声。

到了下午，这对夫妻回家时，又经过那小湖，依然看见公鹅、母鹅在湖面上卿卿我我，真是令人羡慕！

此时，妻子又开口了："你要是能像那只公鹅一样体贴温柔，那就好了。"

"是啊！我也希望如此啊！"先生指着湖面上的那一对鹅说："不过，你有没有看清楚，现在那只母鹅，并不是早上那一只哦！"

所谓："有一好，就没两好。"蜡烛不可能两头烧，甘蔗不可能两头

第八章 怎样改变坏心情

甜；当你找了一个能干的人，他"对你"也可能精打细算，想找一个懂得浪漫情趣的人，他也可能"对别人"浪漫体贴。

任何事物皆有"互为因果"的关系。今天某件看起来"得"的事物，可能已经种下明天另一件事物"失"的因子。相对来说，明日之"失"也可能是后日之"得"。

比方，今天有人中了大奖，或升了官，发了财，看来是件值得欢喜的事；然而，谁晓得这种种幸运会成为明天种种悲苦的因缘？譬如说，就因为有了钱，引来盗匪的觊觎，甚至酿成杀身之祸；或是因为有了钱，做更大的投资，到最后反而弄得血本无归，家破人亡。

得失是很难有定论的。曾听过一则故事——

有一个官员到一家精神病院参观，院里的护理长逐一地向他解说每一位病患的状况。有一位病人手中握着一张照片，一边哭一边用头撞墙壁。

官员问："这个人怎么啦？他发生了什么事？"

护理长说："他以前曾深爱过一个女人——就是他手里一直握着的那张照片上的女人，不论醒着或睡时，都不肯将照片放下。但是那女人却嫁给了别人，所以他才会发疯。"

官员说："真是令人感伤的故事。"

这时隔壁房间有一个人正用头用力撞墙。官员问："天啊！他又怎么了？" 护理长说："他就是娶了那个女人的人！他一直想自杀，所以就被送进了精神病院。"

真可谓"得未必得，失未必失"，不是吗？

上天是公平的，在关上一扇窗的同时一定会打开另一扇。

庸人自扰

一个人为了完成他赶骆驼运货的任务，一路上愁眉苦脸。骆驼问他："你为什么事情而不开心呢？"

这个人回答："我在想，如果跋山涉水，你将难以胜任这些旅程啊。"

骆驼问他："你为什么要担心我呢？难道我不是号称'沙漠之舟'的骆驼吗？难道是通过沙漠的坦途被封闭了吗？"

虽说"人无远虑，必有近忧"，但有些人却过度地把现在宝贵的一切都耗费在对未来的忧虑上。事实上，忧虑一点也不能使事物圆满，它反而会使人无法更有效地处理现在的一切，因为忧虑可以说是非理性的，而所忧虑的人和事又多半是无法控制与把握的。你固然可以永无止境地忧虑，因为思考是你做人的根本。但忧虑并不能为你带来快乐、繁荣或者健康。而且，那些你常常担忧的灾难真的一旦发生时，并不见得像你想象的那么可怕与不可思议。

其实，把人生的一切看得淡泊一点，视名利为流水，视羞耻为过客，你便会觉得人世间实在是没什么可值得让人忧虑的。当你能够做到这一点时，你会发现自己的忧虑是多么的可笑，因为它并不能帮助你改变任何个人意志所能触及的任何事。当然，也不要把忧虑和未雨绸缪相混淆。如果你是在做出应对各种危机可能发生的预案，那么现在的各项活动均有助于未来，这不是忧虑。筹划与忧虑的最大区别在于，前者是主动的、理性的，而后者则是被动的、非理性的。

世上本无事，庸人自扰之。

生动比喻，让你口吐莲花

人生在世岂能尽如人意，生活中难免总是有许多无奈、愁苦与悲伤，但幽默而乐观的人，始终会在"一笑解千愁"的豁达心境中，秉持着"笑看天下古今愁，了却人间许多事"的生活态度，以一个个精妙的玩笑和调侃，应对风雨，迎接阳光。

我国自古以来就有以精妙的比喻来引出幽默调侃的传统。曹雪芹在《红楼梦》中这样描述道：凤姐偏换了一碗鸽子蛋放在刘姥姥桌上，贾母这边说声请，刘姥姥便站起身来，高声说道："老刘老刘，食量大如牛；吃个老母猪，不抬头！"说完，却鼓着腮帮子，一声不语。

众人乍一听先还发怔，后来想明白了，上上下下都大笑起来，其状可不一般：湘云实在撑不住了，一口茶都喷了出来。林黛玉笑岔了气，伏着桌子只叫"哎哟"！宝玉滚到贾母怀里，贾母搂着叫心肝！王夫人笑得用手指着凤姐儿却说不出话来。薛姨妈也撑不住，口里的茶喷了探春一裙子。探春的茶碗都合在迎春身上。惜春离了座位，拉着奶妈叫揉揉肠子。

生活中，我们也常见到，一个巧妙的比喻，可使笑语满堂，气氛和谐而轻松，使人忘却所有烦愁事。

《福尔摩斯探案集》的作者阿瑟·柯南道尔，曾当过杂志编辑，每天要处理大量退稿。有一天，他收到一封信，信上说："您退回了我的小说，可是您并没有把小说读完。因为我故意把几页稿纸粘在一起，您并没有把它拆开，您这样做是很不负责任的。"

柯南道尔回信说："如果您用早餐时，发现放在盘子里的鸡蛋已经变味了，那您大可不必把它吃完。"

柯南道尔以变味的鸡蛋巧妙地进行比喻，有力地还击了对方。

俗话说"人生不如意事十之八九，"尤其当我们身陷困苦时，要学会苦中寻乐。而幽默的比喻，就是一种能让大家开心的话语，你就可以让大家开心，也可以解决本来很难解决的事。

宋代诗人石曼卿，善于用诙谐幽默的比喻来调侃，制造出幽默的故事。

有一次，他骑马游玩时，牵马人一时没有控制好马，把石曼卿摔下马来。侍从连忙把他搀起来扶上马鞍。牵马人以为他一定会大发雷霆，把自己痛骂一顿或者惩罚自己。不料，石曼卿却慢悠悠地扬起马鞭，半开玩笑地对牵马人说："幸亏我是石学士，如果是瓦学士的话，岂不早被摔碎啦？"引得众随从大笑不止。

这样的调侃既显示出石曼卿是一个大度之人，同时也不失自己的面子。运用精妙比喻的调侃，显得睿智而巧妙。能够在博人一笑的同时，体现出自己的修养和才华。这样的人，往往能成为众人之中备受欢迎和喜爱的佼佼者。

🌿 不要开错了窗

一个小女孩趴在窗台上，看窗外的人正在埋葬她心爱的小狗，不禁泪流满面，悲恸不已。她的外祖父见状，连忙引她到另一个窗口，让她欣赏他的玫瑰花园。果然小女孩的愁云为之一扫，心情顿时明朗。老人托起外孙女的下巴说："孩子，刚刚你开错了窗户。"

人生之旅，我们不也是常常开错"窗"吗？

为了得到某一种东西，我们便不惜一切代价去追求，而一旦得不到时，就莫名地不知所措，执拗地相信自己是不会错的。其实，我们只是开错了我们的那扇希望之窗。在没得到之前，希望寄予所希望的事物之上，越积越大；而一旦真的得不到，那种希望就会随时被一种巨大的失落感所代替，这两种如波峰、如波谷的情绪，完完全全是因为我们没有开好"窗"的缘故。

开错了"窗"，会使本来美好的事物变得暗淡无光；会使朋友间的友谊荡然无存；会使恋人间的感情出现裂痕。因此，我们做任何事情的时候，都要考虑这扇"窗"能不能开，值不值得开，怎样去开。

看下面这则寓言中，农夫的妻子是多么聪明。

有个农夫，他有两个女儿，大女儿嫁给了一个园丁，小女儿嫁给了一个陶器工人。

有一天，农夫闲着没事，便对妻子说："我想看望两个女儿了，我要去看看她们究竟同自己的丈夫过得怎么样。"

农夫先去看望大女儿。

"你过得怎么样，我的女儿？"他问道。

"很好，我的父亲，我只盼天气变化，能下场大雨，把我们的园子浇个透，那样我们的收成将会更好。"女儿回答说。

当天下午，他又去看望嫁给陶器工人的女儿。

"亲爱的，你好吗？"他问道。

"很好，我的父亲，"女儿回答说。"我只希望天气老是这样，阳光灿烂，别下雨，不然，我们晾晒的陶坯就会被雨淋坏了。"

农夫回到家后，下雨天为小女儿一家的陶器坯苦恼，天晴时为大女儿一家的园子忧愁。他的妻子见他整天唉声叹气，就对他说："下雨天你为什么不为大女儿高兴，天晴时你为什么不为小女儿欢呼呢？"

农夫听了妻子的话，心情豁然开朗，从此脸上天天都是笑容。

欢乐短暂百无常，快乐恒久而稳定。

失去也是获得

唐代文学家柳宗元在一篇文章中写道，有一种善于背东西的小虫叫蝜蝂，行走时遇见东西就拾起来放在自己的背上，高昂着头往前走。它的背，堆放上东西，是掉不下来的。由于蝜蝂不停止的贪婪行为，最后背上的东西越来越多，越来越重，终于它累倒在地上。

人赤裸裸地来到这个世界，又赤手空拳地离去。其间的一生也不可能永远地拥有什么，一个人获得生命后，先是童年，接着是少年、青年、壮年、老年。在你得到什么的同时，你其实也在失去。所以说，人生获得的本身就是一种失去。

人生在世，有得有失，有盈有亏。有人说得好，你得到了有名的声誉或高贵的权力，同时就失去了做普通人的自由；你得到了巨额财产，同时就失去了淡泊清贫的欢愉；你得到了事业成功的满足，同时就失去了奋斗的目标。

我们每个人如果认真地思考一下自己的得与失，就会发现，在得到的过程中也确实不同程度地经历了失去。整个人生就是一个不断地得而复失的过程。一个不懂得什么时候该失去什么的人，就是愚蠢可悲的人。谁违背这个过程，就会像贪婪的蝜蝂，终于累倒在地，爬不起来。

诗人普希金在一首诗中写道："一切都是暂时，一切都会消逝；让失去的变为可爱。"居里夫人的一次"幸运失去"就是最好的说明。1883年，天真烂漫的玛丽亚（居里夫人）中学毕业后，因家境贫寒没钱去巴黎上大学，只好到一个乡绅家里去当家庭教师。她与乡绅的大儿子卡西密尔相爱，就在他俩私下计划结婚时，却遭到卡西密尔父母的反对。这两位老人虽然深知玛丽亚生性聪明，品德端正。但是，贫穷的女教师怎么能与自己家庭的钱财和身份相匹配？父亲大发雷霆，母亲几乎晕了过去，卡西密尔只好屈从了父母的意志。

失恋的痛苦折磨着玛丽亚，当时她曾有过"向尘世告别"的念头。幸好玛丽亚放下情缘，刻苦自学，并帮助当地贫苦农民的孩子学习。几年后，她与卡西密尔进行了最后一次谈话，她发现卡西密尔还是那样优柔寡断，她终于决定结束这段感情，去巴黎求学。这一次"幸运的失恋"，虽然是一次失去，但如果没有这次失去，她个人的历史将会是另一种写法，或许世界上就会少了一位伟大的科学家。

当我们学会习惯于失去，我们往往能从失去中获得更多。得其精髓者，人生则少有挫折，多有收获。人的心情也会从幼稚走向成熟，从贪婪走向博大。

一切都是暂时，一切都会消逝；让失去的变为可爱。

改变自己的态度

人在顺境之中，可以乐观、愉快地生活；人在逆境中，也能乐观、愉快地生活吗？有的人能做到，有的人就不能。宋代有位高僧，法号叫靓禅师。一次，靓禅师外出去做佛事，路过一处小溪，因前夜天降暴雨，溪水顿涨，加之靓禅师身体胖重，因而陷于溪流之中。他的徒弟连拖带拽，将其背到岸上。靓禅师坐在乱石间，垂头如雨中鹤。不一会儿，他忽然大笑，指溪作诗曰：

春天一夜雨滂沱，添得溪流意气多；

刚把山僧推倒却，不知到海后如何？

靓禅师在如此倒霉、尴尬的情况下，尚能开怀吟诗，如果没有乐观的生活态度，他做得到吗？

要想在逆境中达观、愉快，除了加强修养，坚定意志之外，一个重要的方法，就是换一个角度，站在另一个立场去看待自己所遇到的不幸，设法从中得到快乐。靓禅师陷于溪流之中，一般人认为他会垂头丧气，自认倒霉而恨恨不已。而靓禅师偏不这样，而是以一种藐视的态度与溪水对话，在对话的过程中，宽释了心怀，得到了乐趣，变烦恼为大笑，这是何等宽广的胸怀啊！你能像靓禅师那样乐观地对待生活吗？如果不能，那就转变一下观念，记住：

> 你改变不了环境，但你可以改变自己；
> 你改变不了事实，但你可以改变态度；
> 你改变不了过去，但你可以改变现实；
> 你不能控制他人，但你可以掌握自己；
> 你不能预知明天，但你可以把握今天；
> 你不能样样顺利，但你可以事事尽心；
> 你不能左右天气，但你可以改变心情；
> 你不能选择容貌，但你可以展现笑容；
> 你不能决定生死，但你可以提高生命质量。

不要把人生看得太严肃，这个世界并不是一场悲剧。如果你懂得放松自己，尽情地玩，尽情地欢笑，那么很多人生的奥妙和乐趣都将呈现给你。

🌿 两个肩膀

甲、乙两个人常常到山下的河里去挑水，甲挑完水只是喘几口气，而乙挑完水却每次都累得头重脚轻。

乙想，"甲的身板并没有我健壮，挑水的桶也不比我的桶小，怎么他挑一担水似乎若无其事，而我挑一担水却总是累成这样啊？"

一天清晨，两个人又结伴到山下的河里去挑水，往来几次，甲似乎什么事也没有，而乙的一个肩膀又红又肿，疼得连胳膊也抬不起来了。他喊住似乎不知道疲累的甲说："让我看看你的肩膀。"

甲脱下衣服让他来看自己的肩膀，他的两个肩膀不过只微微泛红罢了。乙很奇怪，自己和他挑同样的担子，走同样远的路，怎么自己的左肩膀又肿又疼，而甲的肩膀却什么事也没有呢？甲也很感到奇怪，于是，他们俩交换扁担和水桶，再去挑水。这次，乙的左肩膀越肿越大，越来越疼了，而甲还是一点事都没有。

乙更加奇怪了，再下山挑水的时候，他让甲走在前面，而自己亦步亦趋地走在后面，想仔细观察自己挑水和甲到底有什么不同，但还是没有发现有什么不一样的地方。

甲也感觉奇怪，再挑水的时候，甲让乙走在前面，而自己走在后面仔细地观察他。挑水走到半山上时，甲终于发觉了乙疲累的原因，甲喊住乙问："你怎么不用两个肩膀挑水呢？"

"用两个肩膀挑水？"乙愣了。

甲说："人有左右两个肩膀，你怎么只用自己的左肩膀挑水呢？"

甲边说边挑起他的水说："你瞧，我现在用左肩膀挑水，如果左肩膀累了，"甲将肩上的扁担轻轻一闪，担子就跳到了他的右肩膀上，说："瞧，这不就可以让左肩膀歇一歇，把担子放在右肩膀上了吗？我就是这样左肩换右肩，右肩换左肩的，所以肩头才不会那么肿。"

乙愣了，是啊，人有两个肩膀，怎么能把担子总放在一个肩膀上呢？

于是，乙也试着边走边用左右肩膀交替着挑水，还是那么长的山道，还是那么重的一担水，他的肩膀却没那么肿，那么疼了。

是啊，我们都有两个肩膀，但是又有多少人懂得给自己的人生换肩呢？不懂得换肩，我们就丢失了人生的一半力量，让并不沉重的人生把我们自己压倒。而如果我们能为自己的人生换肩，就多了一倍的力量，就会举重若轻。

❦ 失去时要坦然

一天，伊丽莎白·康妮接到国防部的电报，说她的侄儿——她最爱的一个人——在战场上失踪了。

康妮一下子心跳不止，寝食难安。过了不久，她又接到了阵亡通知书。此时，她的心情无比悲伤。

在那件事发生以前，康妮一直觉得命运对自己很好。她说："我有一份喜欢的工作，顺利地抚养大了相依为命的侄儿。在我看来，我的侄儿代表着年轻人美好的一切。我觉得我以前的努力，现在都应该有很好的收获……"

然而，一封电报，将她的整个世界都粉碎了。她觉得再也没有什么值得自己活下去了，她找不到继续生存下去的借口。她开始忽视她的工作，忽视她的朋友，她抛开了生活的一切，对这个世界既冷淡又怨恨。

"为什么我最爱的侄儿会死？为什么这么好的孩子——还没有开始他的

生活就离开了这个世界？"她觉得自己没有办法接受这个事实。她悲伤过度，决定放弃工作，离开家乡，把自己藏在眼泪和悔恨之中。就在她清理桌子准备辞职的时候，突然看到一封她已经忘了的信——一封她的侄儿生前寄来的信。当时，他的母亲刚刚去世。侄儿在信上说："当然，我们都会想念她的，尤其是你。不过，我知道你会平静度过的，以你个人对人生的看法，就能让你坚强起来。我永远不会忘记那些你教给我的美丽的真理。不论我在哪里生活，不论我们分离得多么遥远，我永远都会记得你的教导，你教我要微笑面对生活，要像一个男子汉，要承受一切发生的事情。"

康妮把那封信读了一遍又一遍，觉得侄儿就在自己的身边，正在向自己说话。他好像在对自己说："你为什么不照你教给我的办法去做呢？坚持下去，不论发生什么事情，把你个人的悲伤藏在微笑的下面，继续生活下去。"侄儿的信给了康妮莫大的鼓舞，她觉得人生又充满了期望，她又回去工作了。她不再对人冷淡无礼。她一再对自己说："事情到了这个地步，我没有能力改变它，不过，我能够像他所希望的那样继续活下去。"

康妮把所有的思想和精力都用在工作上，她写信给前方的士兵——给别人的儿子们；晚上，她参加成人教育班——努力找出新的兴趣，结交新的朋友。她几乎不敢相信发生在自己身上的种种变化。她说："我不再为已经过去的那些事悲伤，现在我每天的生活都充满了快乐——就像我的侄儿要我做到的那样。"

伊丽莎白·康妮学到了我们所有人迟早都要学到的东西，这就是我们必须深知失之坦然的道理。很显然，环境本身并不能使我们快乐或是不快乐，我们对周围环境的反应才能决定我们的感觉。

我们不能阻止鸟儿从头顶上飞过，但我们能够阻止鸟儿在头发里做窝。

不要去攀比

现代人生活在经济社会，容易造成追求过高的物质享受而忽略精神生活的陶冶。人们在追求物质享受的时候，往往陷入盲目的攀比之中。不管自身的经济条件如何，看见人家有了液晶电视，自己就想买一台；液晶电视刚搬进家，别人又买了小轿车；待他费尽心力买了小轿车，人家又搬进了别墅，他又开始忙活……这种攀比之心搞得他比不胜比、赶不胜赶、身心疲惫、痛苦万分。我的一位朋友的妻子，每到别人家串一次门，回家就一肚子气。原因是人家总比自家好，自家总不如人家。后来闹得我的这位朋友到了再不敢让她串门的地步。

实际上，盲目攀比的人，当他每一次的攀比达到目的之后，他并不感到快活，那种患得患失的心理反而会把他推向更加痛苦的深渊。因为人迷失了自己，失去了自我，生活对他来说，就只能是一种负担，而不是现实与享受；是一种无奈的苦闷，而不是喜悦和充实。

有盲目攀比之心的人，如果能静下心来好好想一想，一个很简单的道理就在你的眼前：人一生下来，就千差万别。个子有高有矮；容貌有美有丑；智商有高有低；家境有穷有富……在生活中，就形成了人自身的环境和个人的条件各自不同的情况。所以，人不能超越所处的环境和自身的条件而毫无限制地攀比。如果一个人陷入这种毫无节制的攀比之中，那他无疑将会跌进无限的烦恼之中，而烦恼的结果是自己感到活得累、活得苦，生活缺少乐趣，到头来未老先衰，窝窝囊囊地活了这么一辈子，多么不值得啊！

洞山禅师是唐朝有名的高僧。他曾学佛参禅多年而没开悟。有一天，他乘船渡河，看到河面上映着自己的影子，这影子好像另外一个自己在与真实的自己对话，洞山突然顿悟了。他把顿悟的感想写成偈诗呈给师父，得到师父的赞许。他是这样写的："切忌从他觅，迢迢与我疏。我今独自往，处处得逢渠。渠今正是我，我今不是渠。应须恁么会，方得契如如。"洞山禅师的这道偈的意思是说，人要认识自己，要知道自己所处的位置和具备的条件。千万不可追逐虚荣，追逐名利、权势这些身外之物。要学会自然达观，安贫乐道，要有自己真实的生活，不要盲目攀比。如果你一味攀比，就会迷失自我，站这山望那山高的人，必然永远是一个烦恼汉，倒霉鬼。

不要去比较，当你拿这里跟那里、自己与别人或是现在与过去比较时，你就无法欣赏到当下的拥有。

遇事要积极面对

一个寒冷的冬天，纽约一条繁华的大街上，有一个双目失明的乞丐。那乞丐的脖子上挂着一块牌子，上面写着："自幼失明。"有一天，一个诗人走近他身旁，他便向诗人乞讨。诗人说："我也很穷，不过我可以给你点别的！"说完，他便随手在乞丐的牌子上写了一句话。

那一天，乞丐得到很多人的同情和施舍。于是，疑惑的乞丐问身边的人："他给我写了什么呢？"旁人便向乞丐念了牌子上诗人所写的句子："春天就要来了，可是我却不能见到它。"

一样的意思，不同的表达方式，换来完全不同的结果。诗人所写句子的巧妙在于它激发了人们强烈的感情。

悲观者比乐观者会经历更多的失望，这是不足为奇的。理由很简单，他们自找失败。

人基本上分为两种：乐观的和悲观的。悲观者会认为自己是"脚踏实地"的人。他们坚持认为人生艰苦，成功并不是举手之劳。他们相信，如果你能预见到事情会出差错，当真的出错时你才不会失望。

悲观者想证明他们的负面假设是正确的。他们用负面经验来对抗乐观主义。他们以为乐观的人是鸵鸟，只会把头埋在沙子里，根本就不了解人生的现实与艰苦。

不过，乐观的人也都明白，没人握有未卜先知的水晶球，没人可以准确地预知未来。在这个前提下，他们知道悲观主义者虽然很肯定事情定不会奏效，却仍任意猜测，并且假定这是真的。乐观的人相信由于没有人真的知道会发生什么事，所以还是乐观一点好，凡事往好的方向想，人生才会比较愉快，比较充实。

痛苦与欢乐就像黑夜与光明相互交替，只有知道怎样使自己适应它们，并能敏捷地逢凶化吉的人，才懂得怎样生活。

❦ 不要太算计

心理专家威廉通过多年的研究发现，凡是对金钱利益太能算计的人，实际上都是很不幸的人，甚至是多病和短命的，他们90%以上都患有心理疾病。这些人感觉痛苦的时间和深度也比不善于算计的人多了许多倍。换句话说，他们虽然会算计，但却没有好日子过。

威廉认为，凡是对金钱利益太过于算计的人，都是活得相当辛苦的人，又总是感到不快的人。在这些方面，他有许多宝贵的总结。

第一，一个太能算计的人，通常也是一个事事计较的人。无论他表面上多么大方，他的内心深处都不会坦然。算计本身首先已经使人失掉了平静，掉在一事一物的纠缠里。而一个经常失去平静的人，一般都会引起较严重的焦虑症。一个常处在焦虑状态中的人，不但谈不上快乐，而且甚至是痛苦的。

第二，爱算计的人在生活中，很难得到平衡和满足，反而会由于过多的算计引起对人对事的不满和愤恨，常与别人闹意见，分歧不断，内心充满了冲突。

第三，爱算计的人，心胸常被堵塞，每天只能生活在具体的事物中不能自拔。习惯看眼前而不顾长远。更严重的是，世上千千万万事，爱算计者并不是只对某一件事情算计，而是对所有事都习惯于算计。太多的算计埋在心里，如此积累便是忧患。忧患中的人怎么会有好日子过？

第四，太能算计的人，也是太想得到的人。而太想得到的人，很难轻松地生活。往往还因为过分算计引来祸患，平添麻烦。

第五，太能算计的人，必然是一个经常注重阴暗面的人。他总在发现问题，发现错误，处处担心，事事设防，内心总是灰色的。

威廉的研究还表明：太能算计的人，心率的跳动一般都较快，睡眠不好，常有失眠现象伴随。消化系统遭到破坏，气血不调，免疫力下降，容易患神经性、皮肤性疾病。最可怕的是，太能算计的人，目光总是带有怀疑的，常常把自己摆在世界的对立面。这实在是一种莫大的不幸。太能算计的人骨子里还贪婪。拥有更多的想法，成为算计者挥之不去的念头，像山一样沉重地压在心上。生命变得没有色彩。

威廉的这一总结，得到了全世界同仁的一致肯定。他的有关著作在五十多个国家发行，不知点亮了多少愚人内心的明灯。

而更有趣的是，威廉自己曾经就是一个极为算计的人。他知道华盛顿哪家袜子店的袜子最便宜，哪怕只比其他店便宜几分钱；他知道方圆三十里内，哪家快餐店能比其他店多给顾客一张餐巾纸；至于哪辆公共汽车比哪辆公共汽车便宜5分钱，什么时候看电影门票最低等，威廉可以说是了如指掌。

正因为这样，威廉得了一身病。30岁之前，他总与医院打交道。当然，他也知道哪一家医院的医药费最便宜。不过，那时他没有一天好日子过，更不要说快乐了。威廉在他32岁那年终于醒悟了。他开始了关于"能算计者"的研究。追踪了几百人，得出了惊人的成果。

威廉的研究成果，使许多"太能算计者"脱离苦海，看清了自己，身心得到了解放，不但改变了命运，也过上了好日子。威廉自己的病也全好了。如今，他每天都是乐呵呵的。

一个精于算计他人的人，也在遭受良心与健康的算计。他所做的是一件得不偿失的买卖。

找到快乐秘诀

一个年轻人整日忧愁不已，他足不出户，把自己关在斗室里，隔窗看见外边的人整天欢歌笑语，他十分羡慕。他想，快乐肯定是有秘诀的，自己一定是没有找到快乐的秘诀，如果能够找到秘诀的话，那么自己脸上也一定能够洒满明媚的阳光。

他决定为自己寻找快乐的秘诀。

他请教了许多人，大家都是摇摇头说："我们虽然每一天都很快乐，但却从来没有什么秘诀。"

有一天，年轻人在一个竹园旁遇到一个乐观的篾匠。篾匠一边轻松地劈着竹篾，一边快乐地歌唱着，偶尔也会停下来，快活地对着竹园深处的鸟儿们模仿一串鸟儿的清丽叫声。

年轻人想，这么乐观的人，一定是懂得快乐秘诀的。于是，他问篾匠说："师傅，你这么快乐，一定知道快乐的秘诀是什么吧？"

"快乐的秘诀？"篾匠笑了说，"当然我知道的，如果不知道我能这么快乐吗？"

年轻人一听，十分高兴，忙向篾匠求教说："师傅，你能把快乐的秘诀告诉我吗？"

篾匠说："怎么不可以呢？"说着，篾匠提起篾刀砍倒了一棵竹子，把竹子递给年轻人说："小伙子，笛子就是用竹子做的，你能用这根竹子吹出好听的曲子吗？"

年轻人十分为难地说："笛子是用竹子做的，但竹子怎么能吹出动听的曲子呢？"

篾匠说，其实这很容易。说着，便在竹子上钻出了一溜小孔，又利落地打通了竹节里的薄薄竹隔，说："只要打通这些竹隔，竹子就变成笛子了。"说着，便捧着竹子吹出了一曲动人的乐曲。

年轻人看着吹笛子的篾匠，不解地问："师傅，做笛子和吹笛子同快乐的秘诀有什么关系呢？"

篾匠说："当然有啊，笛子就是快乐的秘诀。"

见年轻人越发不理解了，篾匠只好放下笛子解释说："竹子之所以吹不出曲子，那是因为每节竹节里都有竹隔，内心里不能通畅，所以是不能吹出快乐的曲子的。但如果你能把竹节里的竹隔打开，让竹子内心通畅，让风可以从这端顺利地通向那端，那么沉默的竹子就可以成为快乐而动人的笛子了。"

年轻人想了想说："你的意思是要把自己的心灵彻底打开，不留一点的心隔，这就是快乐的秘诀了吗？"

篾匠高兴地点了点头说："对，没有了竹隔，沉默的竹子可以成为快乐的笛子。没有了心隔，你的心灵就能注满温馨的风和明亮的阳光，心灵也就能奏出比歌曲更美好的快乐了。"

快乐就是这的简单，只要我们能洞开自己的心扉，那么生活就会为我们吹奏出轻快而动人的歌谣。

在暗室里点亮一盏灯，黑暗就会自然消失——黑暗之所以存在，是因为光的缺席。一旦你把光亮带进来，那么苦痛、迷惑、黑暗的幻象就无法继续。

经常清洁自己的心灵

家乡有年前大扫除的风俗，在将平时的物件逐一清理时，我们常常惊讶自己在过去短短几年内，竟然积累了那么多的东西？

人心又何尝不是如此！在人的心中，每个人不都是在不断地累积东西？这些东西包括你的名誉、地位、财富、亲情、人际、健康、知识等。另外，当然也包括了烦恼、郁闷、挫折、沮丧、压力等。这些东西，有的早该丢弃而未丢弃，有的则是早该储存而未储存。

不妨问自己一个问题：我是不是每天忙忙碌碌，把自己弄得疲惫不堪，以至于总是没能好好静下来，替自己的心灵做清扫？

对那些会拖累自己的东西，必须立刻放弃——这是心灵大扫除的意义，就好像是生意人的"盘点库存"。你总要了解仓库里还有什么，某些货物如果不能限期销售出去，最后很可能会因积压过多而拖垮生意。

很多人都喜欢房子清扫过后焕然一新的感觉。你在擦拭掉门窗上的尘埃与地面上的污垢，让一切整理井然之后，整个人就好像突然得到一种释放。这是一种成就感，虽然它很小，但能给人带来愉悦。

在人生诸多关口上，人们几乎随时随地都得做清扫。念书、出国、就业、结婚、离婚、生子、换工作、退休……每一次的转折，都迫使我们不得不"丢掉旧的你，接纳新的你"，把自己重新"打扫一遍"。

不过，有时候某些因素也会阻碍人们放手进行清扫。譬如，太忙、太累；或者担心扫完之后，必须面对一个未知的开始，而你又不能确定哪些是你想要的。万一现在丢掉的，将来需要时捡不回又该怎么办？

的确，心灵清扫原本就是一种挣扎与奋斗的过程。不过，你可以告诉自己：每一次的清扫，并不表示这就是最后一次。而且，没有人规定你必须一次全部扫干净。你可以每次扫一点，但你必须立刻丢弃那些会拖累你的东西。

CHAPTER 09　第九章

难得糊涂，学会放下

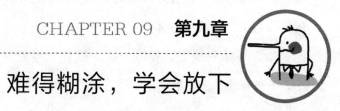

　　清代名士郑板桥有一句名言：难得糊涂。此言一问世，就受到世人追捧。

　　"难得糊涂"是哲人面对芸芸众生的执迷不悟而发的机言智语，需要用心体悟。在人生的道路上，不要一味去争，要学会放下，糊涂一点，能让人得到一种安宁，一种轻松，一种坦荡，一种悠然，一种自在。

糊涂的高明之处

丁是丁，卯是卯，许多人总爱认这样一个死理儿，即：为人必须是非分明，爱憎分明，千万不能"和稀泥"！

是的，混淆是非，牺牲原则，当然是不对的。可是，在普通人的日常生活和工作当中，够得上原则问题的事情恐怕实在不多，大多是非原则性的一般事件。

"水至清则无鱼，人至察则无友"。一个人太较真了，就会对什么都看不惯，连一个朋友都容不下，把自己同社会隔绝开。镜子很平，但在高倍放大镜下，就好似凹凸不平的山峦；肉眼看很干净的东西，拿到显微镜下，满目都是细菌。试想，如果我们戴着放大镜、显微镜生活，恐怕连饭都不敢吃了。再用放大镜去看别人的毛病，恐怕没有谁不是罪不可赦、无可救药。

人非圣贤，孰能无过。与人相处就要互相谅解，经常以"难得糊涂"自勉，求大同存小异，有度量，能容人，这样就会有许多朋友，且左右逢源，诸事遂愿；相反，眼里不揉半粒沙子，过分挑剔，什么鸡毛蒜皮的小事都要论个是非曲直，容不得他人，人家就会躲你远远的，最后，你只能关起门来称孤道寡，成为使人唯恐避之不及的异己之徒。古今中外，凡是能成大事的人都具有一种优秀的品质，那就是能容人所不能容，忍人所不能忍，善于求大同存小异，团结大多数人。他们极有胸怀，豁达而不拘小节，大处着眼而不会目光如豆，从不斤斤计较，纠缠于非原则的琐事。

不过，要真正做到不较真儿，也不是一件简单的事，需要有良好的修养，不要有善解人意的思维方法，从对方的角度考虑和处理问题，多一些体谅和理解。比如，有些人一旦做了官，便容不得下属出半点毛病，动辄横眉立目，下属畏之如虎，时间久了，必积怨成仇。想一想，天下的事并不是你一人所能包揽的，何必因一点点毛病便与人怄气呢？若调换一下位置，设身处地为对方着想，也许一切都会迎刃而解。何况，你不也是从下属升上来的，干嘛刚当个小官就这么不容人呢？

在公共场所遇到不顺心的事，也不值得生气。素不相识的人冒犯你肯定事出有因，只要不是侮辱人格，我们就应宽大为怀，不必在意，或以柔克刚，晓之以理。总之，跟萍水相逢的陌路人较真儿，实在不算是什么聪明人做的事。

清官难断家务事，在家里更不要去较真儿，否则你就愚不可及。老婆孩子之间哪有什么原则立场的大是大非问题。都是一家人，非要用"你死我活"的眼光看问题，分出个对和错来，那又有什么用呢？假如你在家里还跟在社会上一样认真、一样循规蹈矩，每说一句话、做一件事还要考虑出个对错，还要顾忌影响和后果，掂量再三，那不仅可笑，也太累了。所以，处理家庭琐事要采取"糊涂"政策，一动不如一静，大事化小，小事化了，当个笑口常开的和事佬。

❧ 处处精明不如难得糊涂

在日常交往中，有一类非常"精明"的人，他们处处要显得比别人更加神机妙算，更加投机取巧。他们总在算计着别人，以为别人都比他们傻，从而可以从中揩点油，占点便宜，好像他们这样做就会过得比别人好。这种人因为功利心太重，把功利当作人际关系的首要，所以他们生活过得很累，很紧张，很缺乏乐趣。

由于他们常想着算计别人，占别人的便宜，肯定也会产生相应的防范心理，即别人也可能在算计他，要侵占他的利益，所以，他处处提防，时时警惕，小心翼翼过日子。别人很随意说的一句话，干的一件事，也许什么目的也没有，但过于"精明"者就会在心里受到刺激，晚上回家躺在床上也要细细琢磨，生怕别人有什么谋划会使他吃亏。这样，他在处理人际关系上就显得不诚实，不大方，甚至很造作。我们碰到过的许多生活中的精明者，性情都不开朗，心理都相当虚假，神经都相当过敏，为人都相当委琐，这恐怕和他们常常过那种紧张日子有直接的关系。

其实，真正聪明的人都知道，做人不能精明过头，这通常是指我们在日常生活中如何处理人际关系。生活毕竟不会如战场那样明争暗斗、杀机四伏，总需要些温情和睦、无功无利的关系，因此也就没有必要过于去斤斤计较、精打细算，反倒是随遇而安的好。

过于聪明，处处显得聪明，甚至在人际关系中也玩这一套，就显得失当了。这样的人，很难和人搞好关系，很难讨人喜欢。所以，即使他在物质上比人暂时多享受点，但在精神上付出的代价则更大，要是真聪明，就得算算这笔账。

如果想要把日子过得舒服一些，光靠东捞一点、西占一点，靠算计别人发财是徒劳的。我们日子过得轻松愉快，很大程度上要靠真诚、信赖、友好，碰到难处互相帮助，有了好处大家分享。这就要求我们每一个人在个人利益上都不必太"聪明"，不必担心自己会失掉些什么。相反，大家相互谦让，相互奉献，相互让利，关系融洽和睦比什么都容易让生活过得更好。不太聪明的人容易和大家成为朋友，就因为大家可以与他正常相处，这之间少有功利，多有温情，不必处处抱有戒心，有安全感。太精明的同事或朋友，总让人觉得不可靠。人们需要周围的人聪明、机智，但不要过分精明。

我们可以不要过分精明，但应有智慧。在生活中，许多人并非真的糊里糊涂过日子，而是不想为过于精明所累，其间是因为有大智慧。一个真正的聪明人不会患得患失，也不会囿于世俗中的鸡毛蒜皮之事而无法自拔，这样的人自然会心胸开阔，为人豁达，日子过得有意思，有价值。

一分糊涂，一分洒脱

在网上看到一个有意思的帖子：

如果你家附近有一家餐厅，东西又贵又难吃，桌上还爬着蟑螂，你会因为它很近很方便，就一而再，再而三地光临吗？

你一定会说：这是什么烂问题，谁那么笨，花钱买罪受？

可同样的情况换个场合，自己或许就做了类似的蠢事。不少男女都曾经抱怨过他们的情人或配偶品性不端，三心二意，不负责任。明知在一起没什么好的结果，怨恨已经比爱还多，但却"不知道为什么"还是要和他搅和下去，分不了手。这不也和光临餐厅一样？

做人，为什么要过于执着？！

执着是一个人的内心最顽固的枷锁。放下执着，少些计较，就能让心的力量释放出来，自由地发挥它的作用。

身在社会，身不由己，但我们终日忙忙碌碌、疲惫的心灵确实需要宁静的放松，尽管忙碌使我们充实而又愉快，但如果我们不懂得洒脱，实际上是在给自己加重负担。让心灵终日劳役的我们，哪里懂得洒脱可是生命赏赐我们的礼物呢？一味追求而忘记给自己一份洒脱的机会，我们又岂能负载更多世俗的担子。洒脱，那是在痛苦之后的一种平静，那是在苦涩中品味出的一丝甜蜜。拥有洒脱，我们将拥有与天地一样包容世间一切的广阔襟怀。

有时确立一个目标，或目标过于明晰，反而会成为一种心理负担和精神累赘，从而沉重了我们前进的脚步，束缚了我们翱翔的羽翼，相反，这时候没有了目标，或将目标删除，学会洒脱，一身轻松的我们反而会走得更远，飞得更高。洒脱，是一份难得的心境。

有"天生我材必有用，千金散尽还复来"的自励，才会酝酿洒脱，才会有"挥一挥衣袖，不带走一片云彩"的飘扬；也只有拥有洒脱，才会有"面朝大海，春暖花开"的情怀。

洒脱，就像一江流水迂回辗转，依然奔向大海，即使面临绝境，也要飞落成瀑布；就像一山松柏立根于巨岩之中，依然刺破青天，风愈大就愈要奏响生命的最强音。有的人对他人说法不屑一顾，他们往往具有相当独立的价值观，不拒于荣辱，不惧于生死，不齿于躬耕，不悲于饥寒，不谋于权术，他们的生活法，也许简单普通，但魅力无穷，不要为无所谓的尘世而计较成败得失，使自己光守着一颗烦闷的心；也别再为现实和理想的差距，而让自己思索着沉闷的主题；更不要为人生的坎坷，岁月的蹉跎而一蹶不振，因为孔明曾经说过：非淡泊无以明智，非宁静无以致远。

也许只有洒脱，才能像荡漾的春风，让我们无时无刻不再感到天地间的勃勃生机；也许只有洒脱，才像汩汩喷涌的青春之泉，为我们的身躯注入无穷无尽的生命活力，生活也因此而散发出永久的芳香。

🌿 该糊涂时就糊涂一些吧

在非洲草原上，有一种不起眼的动物叫吸血蝙蝠。它身体极小，却是野马的天敌。这种蝙蝠靠吸动物的血生存。在攻击野马时，它常附在马腿上，用锋利的牙齿极敏捷地刺破野马的腿，然后用尖尖的嘴吸血。无论野马怎么蹦跳、狂奔，都无法驱逐这种蝙蝠。

蝙蝠可以从容地吸附在野马身上，落在野马头上，直到吸饱吸足，才满意地飞去。而野马常常在暴怒、狂奔、流血中无奈地死去。

动物学家们在分析这一问题时，一致认为吸血蝙蝠所吸的血量是微不足道的，远不会让野马死去，野马的死亡是它暴怒的习性和狂奔所致。

细想一下，这与现实生活有着惊人的相似之处。将人们击垮的有时并不是那些看似灭顶之灾的挑战，而是一些微不足道的鸡毛蒜皮的小事。人们的大部分时间和精力无休止地消耗在这些鸡毛蒜皮之中，最终让大部分人一生一事无成。

从某种意义上说，你每天考虑的事情，就代表你自身的价值。如果你每天都在考虑着那些鸡毛蒜皮的小事，那么你其实就是在将自己贬得一文都不值。如果你还看得起自己，就不要为那些无谓的小事浪费心神了。那些没用的小事就由它们去吧，你还要留着有用之身干大事呢。

在日常生活中，你应该时时反省自己，是否目光过于短浅，是否心胸过于狭窄。

如果你正处于热恋中，不要因为少一个问候电话而大发脾气，更不要凡事捕风捉影，对恋人疑神疑鬼。我们应摆正自身位置，热恋固然让我们找到归属，但我们也应有自己的空间，自己的生活，不应对爱人吹毛求疵，过于计较一些小事，会让两人的感情日渐淡薄，干涉过多只会让人厌烦。

即使结婚，我们也应摆正自己。倘若身边有个粗俗而缺乏教养的女人，成天跟你絮絮叨叨，为鸡毛蒜皮的小事与你纠缠不休，就是再有涵养、再有耐心的男人，也会被折腾得心烦气躁，忍无可忍。

一些信奉"天下熙熙攘攘，皆为名利来往"的人，经常在个人名利、你得我失、挫折失败面前斤斤计较，自怨自艾，长吁短叹，为一些鸡毛蒜皮的小事纠缠不休，烦恼丛生。

其实，人生的滋味并不只由名利构成，即使没有发财，没有升迁，没有成功，也不必耿耿于怀。与其钻在小心眼的牛角尖里作茧自缚，倒不如豁达一些，简单一些。人生快乐的事很多，何必非得为一点小事而烦恼？

🌿 不要过于敏感

过于敏感的性格，会让你无法与周围的人融洽相处，会给你带来许多不必要的烦恼。

每天下班的时候，李芳都觉得很累，但却不是因为工作，而是因为同事无意中说一句话，就会让她觉得是话里有话，可她警惕了一段时间却发现人家根本是随便说说。有时，同事对她好意相劝，她也无法视为正常现象，要么过分感激，要么心怀不安。

不久前，因为一时疏忽，李芳在工作上犯了错误，导致自己的部门饱受诟病，主管领导也因此感到颜面无光。接受过批评后，李芳做了检讨，也承担了部分损失，但她依然觉得在大家面前抬不起头。尤其让她感到不安的是，以前总是和颜悦色的领导，最近突然严肃冷淡起来，她不知道这是自己的感觉还是领导仍然在责怪她。

　　一次，她和同事一起到领导办公室汇报工作。一出门，她就问同事："领导今天的话好像特别少。"同事说："没感觉啊。"她又说："昨天我下班遇到他，我打招呼他没理我。""可能是急着走没看见你吧。"过了几天，领导又和她有说有笑起来，她这才打消了心中的疑虑。

　　你是不是也常常处在这样庸人自扰的环境下呢？你是不是常常觉得周围的人看自己不顺眼呢？如果是这样，你要小心自己是不是犯了所谓的性格过敏症。

　　人太敏感，就容易想多，把一些简单的事情复杂化。过度地在意所有细节，只能让自己的心理更加难受。不如在很多事情上学得傻一点，迟钝一点，不想那么多，让自己的世界透明一些，简单一些。

　　也许你已经习惯用自己的思维迅速地思考和分析别人的行为，但即使这样，你也可以先从装糊涂开始做起，你听到了什么想到了什么，也尽量装着没听到没想到。有意识地克制自己，不轻易地去触碰自己那过于敏感的神经。告诉自己别人说的话与自己无关，既然自己没有做什么对不起别人的事情，就没有人在说自己的不好。

　　虽然这样想有些天真，或者会偶尔真的察觉不到别人的坏意，但是这样做，也总比无时无刻不在折磨自己的脆弱的神经和心理强吧。以简单的心态应对外来的一切，让外界的事物影响不到自己，才是最恰当的应对之策。

生活四大"糊涂"法则

对一个人来说，最大的幸福绝对不是荣华富贵，而是平安无事、不招惹任何祸端。祸端的来源，有些是具有不可抗力的，人们无法预知亦无法规避。不过这种类型的祸端毕竟不多，人生中的祸端绝大部分是来源自身。

俗话说：少事是福，多心为祸。很多是非，就是因为一个人多心、多事而引起的。

朋友的妻子小敏最近和婆婆闹翻了，起因是为了50元钱。小敏放在桌子上的50元钱不见了，问丈夫拿了没有。丈夫说没有。然后大家就找啊找，还是没有找到。从农村专程赶来帮助小夫妻带孩子的婆婆这下慌神了，婆婆本来就没有拿，但她怕儿媳怀疑自己拿了。婆婆越是怕被怀疑，心里越是发慌；越发慌，就越觉得儿媳在怀疑自己。婆婆心理压力大，就趁没人的时候给老伴打电话诉苦。老伴听了，立即打电话给儿子，将儿子一顿训斥：你妈妈年龄那么大，大老远地跑来帮你们带小孩，容易吗？请个保姆还要付工资，她不要工资尽心尽责地帮你们，你们还怀疑她拿你们的50元钱？你不知道你妈妈是什么样的吗？……一大通儿话砸得儿子晕头转向。儿子回家，自然要给妻子说道说道。妻子也不服啊："我没有怀疑啊。""没有怀疑？"婆婆不干了：你某天说了什么话、某天做了什么事，就是对我不满……余下的就不用再多讲了，惯常的家庭矛盾就是这样开启帷幕的。后来，婆婆一气之下回了老家，离开了疼爱有加的小孙子。儿子儿媳没办法，只得雇保姆来照看孩子。

其实，很多家庭矛盾就是因为一些琐事引起的，公说公有理，婆说婆有理。但我们的确分辨不出来究竟谁有理。像这个例子中，似乎谁也没错。要说错的话，他们又都有错。

人与人的交往免不了会产生矛盾。有了矛盾，平心静气地坐下来交换意见予以解决，固然是上策。但有时事情并非那么简单，因此倒不如糊涂一点为好。有时，糊涂可给人们带来许多好处：

一则，可以减去生活中不必要的烦恼。在我们身边，无论同事、邻居，甚至萍水相逢的人，都不免会产生些摩擦，引起些气恼，如若斤斤计较，患得患失，往往越想越气，这样于事无补，于身体也无益。如做到遇事糊涂些，自然烦恼就少得多。我们活在世上只有短短的几十年，却为那些很快就会被人们遗忘了的小事烦恼，实在是不值得的。

二则，糊涂可以使我们集中精力于事业。一个人的精力是有限的，如果一味在个人待遇、名利、地位上兜圈了，或把精力白白地花在钩心斗角、玩弄权术上，就不利于工作、学习和事业的发展。世上有所建树者，都有糊涂功。清代"扬州八怪"之一郑板桥自命糊涂，并以"难得糊涂"自勉，其诗画造诣在他的糊涂当中达到一个极高的水平。

三则，糊涂有利于消除隔阂，以图长远。《庄子》中有句话说得好："人生天地之间，若白驹之过隙，忽然而已。"人生苦短，又何必为区区小事而耿耿于怀呢？即使"大事"，别人有愧于你之处，糊涂些，反而能感动人，从而改变人。

四则，遇事糊涂也可算是一种心理防御机制，可以避免外界的打击对本人造成心理上的创伤。郑板桥曾书写"吃亏是福"的条幅。其下有云："满者损之机，亏者盈之渐。损于己则益于彼，外得人情之平。内得我心之安，既平且安，福在即是矣。"正基于此念，才使得郑板桥在被罢官后，骑着毛驴离开官署去扬州卖书。自觉地使用各种心理防御机制，可以避免或减轻精神上的过度刺激和痛苦，维持较为良好的心境，可以避免精神崩溃。